U0285094

2018

年度黑龙江省社会科学学术著作出版资助项目

# 中国药学教育简史

王海燕 著

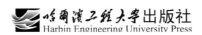

哈尔滨工程大学出版社

Harbin Engineering University Press

## 内 容 简 介

本书详尽深刻地对中国药学教育中进行了研究,对有关资料进行了系统梳理和考证,归纳出我国药学教育发展的特点和规律。本书采用断代方式,从先秦、秦汉魏晋南北朝、隋唐、宋金元、明清、近代六个历史阶段展开研究,并与西方药学教育的发展历史进行了初步的对比分析,总结出中西方药学教育发展方面的异同,弥补了国内相关研究的薄弱环节,丰富和完善了中国药学史。

本书可作为研究中国药学史,尤其是药学教育史的学生及教师参考用书。

**图书在版编目(CIP)数据**

中国药学教育简史/王海燕著. —哈尔滨:哈尔滨工程大学出版社,2018.11
ISBN 978 - 7 - 5661 - 2135 - 6

Ⅰ.①中… Ⅱ.①王… Ⅲ.①药学教育—教育史—中国 Ⅳ.①R9 - 092

中国版本图书馆 CIP 数据核字(2018)第 276074 号

## 中国药学教育简史
ZHONGGUO YAOXUE JIAOYU JIANSHI

| | |
|---|---|
| 选题策划 | 龚 晨 |
| 责任编辑 | 张忠远 |
| 封面设计 | 佟 玉 |

---

| | |
|---|---|
| 出版发行 | 哈尔滨工程大学出版社 |
| 社 址 | 哈尔滨市南岗区南通大街 145 号 |
| 邮政编码 | 150001 |
| 发行电话 | 0451 - 82519328 |
| 传 真 | 0451 - 82519699 |
| 经 销 | 新华书店 |
| 印 刷 | 哈尔滨市石桥印务有限公司 |
| 开 本 | 787 mm ×960 mm 1/16 |
| 印 张 | 8.5 |
| 字 数 | 248 千字 |
| 版 次 | 2018 年 11 月第 1 版 |
| 印 次 | 2018 年 11 月第 1 次印刷 |
| 定 价 | 35.80 元 |

http://www.hrbeupress.com
E-mail:heupress@ hrbeu.edu.cn

# 序

　　中国医学史研究正在进入一个主题不断拓展、方法日见多元、跨界研究活跃的新阶段。作为医学史研究、医学教育史之重要组成部分的药学史和药学教育史理应得到更高程度的关注。然而,由于中国古代社会的特定历史文化环境和中医药学自身的发展特征,古代药学的独立性不甚突出,培养药学人才的药学教育也在很长的历史时期中一直处于医学的从属地位,这与西方医药学的发展状况是有一定区别的。或许正因如此,在很长一段时间里,研究规模、格局原本不大的医学史研究特别是医政史、医学教育史研究中,药学史、药学教育史研究难免相对薄弱。虽然有若干颇有造诣的药学史专家,但尚未形成系统的集群效应,有待开拓的研究领域亦复不少,药学教育史就是其中之一。

　　本书作者作为一名从药学研究领域走出的青年学人,勇于接受这样一个新课题作为博士学位论文选题,其迎接挑战的勇气值得充分肯定。

　　作者花了不小的气力,克服了诸多工作上、生活中的困难,搜集了相当数量的相关文献,沿用较为传统的断代方式,从先秦、秦汉魏晋南北朝、隋唐、宋金元、明清、近代六个历史阶段展开研究,勾勒出了对中国药学教育的发展历程,也关注到了某些发展特征。可以说,本书基本上描绘出了在中国医学巨大身影下中国药学教育的历史轮廓,也为相关领域的专题深入研究提供了一定准备,初步实现了预期目标。

　　当然,对一位初涉新领域的年轻人而言,这样一个通论性题目毕竟略显庞大。在有限的时间内,即便是成熟的专家想对其中某几个专题深入研究都可能力有不逮。因此,书中难免存在这样那样的薄弱环节。如果此书能够引起学界同仁关注,甚至激发某些讨论批评,相信都是作者乐于看到或者期待的。

　　应该说明的是,限于主客观条件,本书作者对国外的相近甚至相关研究了解有限,这不免限制了研究的视界和问题意识。而为了方便读者参照对比,作者还是把国外相关研究的基本材料介绍给读者,这主要借助的是前人既有的研究成果。

　　我也愿意借此机会建议本书作者,在走进一个新领域并有了一个还算不错的开端之后,重要的是坚持走下去。要以现有的工作为基础,打开学术视野,借鉴新的研究方法,强化问题意识,深入开展专题性研究,做出更有创造性的成果。

　　今后的路还长。

**程　伟**

2019 年元旦

# 前　言

　　本书从先秦、秦汉魏晋南北朝、隋唐、宋金元、明清、近代六个历史阶段，对中国药学教育的历史展开研究，并对有关资料进行系统的梳理和考证，尽力发掘与勾勒我国药学教育发展的特点和规律。药学教育的发展与所处时代的社会、政治、经济、文化、科学技术状况，政府的政策及医药制度等密切相关。因此，本书对每个历史阶段的社会状况、药学发展及医药制度等均做了简要描述，以便更好地展现不同历史时期药学教育的特点。本书附录部分对外国药学教育发展的历史概况做了简要梳理，力求从中外药学教育发展的同异中借鉴经验、铭记教训。

　　随着朝代更迭和社会变迁，中国药学教育发展的兴盛与衰落和医学教育的状况、药物学的进展、医学本身的发展、医药制度的变迁等密切相关，同时，也受到社会的政治、经济、文化情况等制约。近代时期，药学教育的发展与政府的政策指引方向息息相关。作者整理得出以下结论：

　　首先，我国古代药学教育，除隋唐代以外，均与医学教育统一教授。在教学模式上，分为官学教育和私学教育。官学教育包括中央官学和地方官学；私学教育包括师承授受和私人办学。其中，药业行会组织和民间药铺也对药学知识的传承起到了积极的作用。近代中药教育多以师带徒方式传承。西药学高等教育机构开创了我国药学教育之先河，培养了一批近代药学人才，建立了对后世有影响的药学教育机构、药学教育体制和药学教育方法。

　　其次，本草专著《神农本草经》不仅对我国历代本草学和方剂学的发展起了巨大作用，而且成为历代医学教育的教科书和医学考试的范本。历代的官修本草也有医学教材及考试蓝本的作用。

　　再次，在一些具体医事史实方面，本书也有所印证和发现。例如，从具体史料中印证了最早的太医署始设于西晋，最早的药园始设于东晋等。

最后,中西方的药学教育最初都是同医学教育统一进行的,西方药学教育却在中世纪时就脱离医学教育而成为独立的学科,其主要原因是中国传统医学缺乏医药分工。

著　者

2018 年 1 月

# 目　　录

# 第一章 导 言

## 一、教育的含义与医药学教育

"教育"一词一般指学校教育,是教育者根据一定的社会要求,有目的、有计划、有组织地通过学校教育的工作,对受教育者的身心施加影响,促使他们朝着期望方向变化的活动[1]。查啸虎认为,教育是一种对人的身心各方面进行影响,以培养社会所需要的人的实践活动。就广义而言,教育是指一切有目的、对人的身心各方面产生影响的活动。凡是为了增进人的知识技能、影响人的思想品德、增强人的体质等活动,不论是有组织的还是无组织的,系统的还是零碎的,都可认为是教育。[6]

在古代,为了个体和社会的延续,一方面,在生命活动中,个体的与生存相关联的每一种动作、方法的改进都需要在群体中广泛传播,使个体的知识、经验变为群体的经验,这样既改变了个体和群体的生存状态,也有利于种族的繁衍;另一方面,为了生产劳动和社会生活的协调,要遵循一定的规范,包括遵循群体在社会生活中的各种经验、习俗、礼仪、传统等,这些在客观上都需要有教育。而且医疗经验和知识的传承在某种程度上决定着个体和群体的生存状态,所以在教育内容上,可能早已涉及医疗活动的相关内容。

就中国古代的医学教育而言,学校教育的产生远晚于医学,而医学知识则主要通过师传和家传的方式进行传播。如果医学知识的传播可以看成是广义教育的话,有理由相信广义上的中国医药学教育是伴随着医学的产生而同步产生的。[233]

本书应用的教育主要是较为宽泛的概念,而不仅仅是学校教育。在这个前提下,可以较为客观地探讨中国古代的医药学教育。本书以时间为序,起于先秦迄于新中国成立前期,对我国古代本草学教育、近代西药教育、中药教育的发展历史脉络进行了较为系统、详尽的梳理，并通过分析讨论，勾勒出我国药学教育发展的概况。

## 二、学术史回顾

中国医药学教育的发展历史悠久，然而目前药学教育的专题研究并不多。新中国成立以来，药学史研究逐渐增加，其中较著名的有：北京中医学院主编的《中药简史》（北京科学技术出版社，1960年），朱晟等主编的《中药简史》（广西师范大学出版社，2007年），郑金生的著作《药林外史》（广西师范大学出版社，2007年）；将中西方药学的发展历史以故事的形式阐述的著作，如高宣亮的著作《药物史话》（北京化学工业出版社，2009年）；从哲学角度加以剖析的，如赵迎欢等主编的《药物哲学》（东北大学出版社，2014年）；关于西方药学的译著，如张荣昌的译著《药物简史》（〔德〕恩斯特·博伊姆勒著，广西师范大学出版社，2005年）。

迄今鲜有关于药学教育专题著作，大部分著作的主要研究集中在医学教育方面，其中，朱潮等主编的《中外医学教育史》（上海医科大学出版社，1988），《新中国医学教育史》（北京医科大学、中国协和医科大学联合出版社，1990），陈新谦等主编的《中国近代药学史》（人民卫生出版社，1992年），董炳琨主编的《协和育才之路》（中国协和医科大学出版社，2001年），中国药学会编著的《中国药学会史》（上海交通大学出版社，2008年），慕景强主编的《西医往事——民国西医教育的本土化之路》（中国协和医科大学出版社，2010年），廖育群著《重构秦汉医学图像》（上海交通大学出版社，2012年）和《繁露下的岐黄春秋》（上海交通大学出版社，2012年），谢惠民等主编的《药学史参考》（人民卫生出版社，2014年），对药学教育的历史略有论述；还有专著对古代医政制度和有些朝代的教育状况略做阐述，如梁峻著《中国古代医政史略》（内蒙古人民出版社，1995年）；也有对中国医学考试制度进行研究的著作，其中对药学考试内容也有所涉猎，如王振国主编《中国古代医学教育与考试制度研究》和梁峻著《中国中医考试史论》（中医古籍出版社，2004年）。另外，在本书完成前不久，作者发现一部有关药学教育的专题著作，为吴晓明主编的《中国药学教育史》（中国医药科学出版社，2016年），但该书内容偏重对现代药学教育概况的论述，古近代篇幅较少。此外，在各种医学史和药学史专著中对医药学教育的历史也有所涉及。《中国药学年鉴》从 1980 年创办开始,每一期都对药学教育情况进行了详细的记载,留下了许多珍贵的药学教育史料。

关于药学教育方面的论文在 CNKI 搜索"药学教育"主题词可以找到 7 935 条结果,文章发表时间大多数集中在 2000 年以后,内容主要涉及药学教育现状的分析、药学教育的发展展望、药学教育的改革与探讨、加强临床药学服务等,多是发表于各大期刊或学术会议,其中除沈阳药科大学药事管理学专业田丽娟的博士论文《中国现代药学史研究》对现代药学教育情况做了阐述,沈阳药科大学药事管理学专业刘玉成的博士论文《药学高等教育与医药产业的协同发展研究》对药学高等教育结构与医药产业的适应性加以分析,除此之外,尚未发现系统梳理"药学教育史"的相关学位论文。近年来,关于医学教育的文章比较多,对药学教育的历史也有所涉及,但这些文章多对现代医药教育的问题进行分析,也有古代和近代关于医学教育的学位论文,但是有关于古代药学教育的论述较少。

总之,关于药学教育史的研究确实不多且较分散,对从古至今的药学教育发展概况进行系统梳理更是研究中相对薄弱的一环。本书在前人研究的基础上,对从先秦到近代新中国成立前的药学教育发展概况进行深入整理、挖掘、研究,以医学史、药学史和教育史为依托,分析中国药学教育的发展历程,以期为药学教育研究提供历史借鉴。

## 三、研究意义

药学教育史是整个医药史及医药教育发展史的一部分,梳理药学教育史,可以帮助我们了解药学及药学教育的发展过程,厘清药学与医学、药学教育与医学教育的关系,分析总结药学事业的发展对药学人才和药学教育提出的新要求。在实践层面上,研究药学教育的发展方向,认清药学教育的发展趋势,为探索符合中国特色的药学教育模式提供借鉴和参考。因此,对药学教育史进行深入研究具有深远的历史意义和时代意义。

## 四、创新点

(1)本书首次系统深入研究、整理了古近代中国药学教育的历史,并与西方药学教育的发展历史进行了初步的对比分析,总结出中西方药学教育发展方向的异同,弥补了国内相关研究的不足。

（2）本书提出了一些不同于以往的观点,突出了古代药学教育具有一定的相对独立性。

（3）经过对中国药学教育历史的爬梳,在一些具体医事史实方面,本书也有所发现和印证。如传统医史研究多认为"医署"始设于南北朝或隋,笔者阅读文献时,发现唯梁峻氏认为"医署"始设于西晋,但未做详尽解释,这与以往观点有所不同。笔者从大量文献史料梳理中,印证了"医署"当始设于西晋之说。又如大量文献记载唐代于京外始设皇家药园培养药园生,但笔者发现王振国氏与梁峻氏均提到东晋已有药园,却未见详细说明。经过翻阅查找资料,终于印证了关于东晋始设药园的记载,东晋时"药园"或"药圃"应是皇家种植草药之地,晋末刘裕在药园筑"药园垒"以抵抗孙恩起义军。这是目前我国历史上设置药园最早的记载。

# 第二章　先秦时期的药学教育

　　先秦包括原始社会,夏、商、西周以及春秋战国三个历史阶段。原始社会是中国教育的起源时期。夏、商两代产生了奴隶制,已经有了体脑的分工,商朝末期汉字已经发展成熟,统治阶级已经开始注意教育的重要性,这些因素在一定程度上促进了教育从劳动生产中分离出来,这个变化标志着学校教育的诞生。西周建立了从中央到地方连贯的学校体系,在教育内容上以"六艺"为核心("六艺"即礼、乐、射、御、书、数),这一时期最主要的教育政策是"学在官府",在夏、商、西周三代,始终没有私学的地位,这是世界教育史所见的。[9]

　　春秋战国时期是社会动荡的时期,也是教育急剧变化的时期,一种崭新的教育形式——私学,由代表新型地主阶级利益的士阶层建立起来。自此,学校教育从政府开始移向民间,即"学在四夷",学术下移,贵族教育没落。代表不同阶级和阶层的儒、墨、道、法等诸子百家学术争鸣,互相吸纳、补充,促进了教育思想和教育经验的发展,使这段时期的教育思想展现出前所未有的广度和深度。在这一历史时期,出现了大量的对后世有深远影响的教育思想家,如孔子、墨子、孟子、荀子、老子、庄子、商鞅、韩非等,还出现了如《论语》《孟子》《荀子》《老子》《庄子》《商君书》《韩非子》等记载了大量教育思想的典籍以及《大学》《学记》《中庸》等专门论述教育问题的论著,这些论著奠定了中国古代教育思想的基础。当时已存在科学技术教育,如天文历法、地理学、农学、医学和算学等,也就是后世所指的"畴人之学"[10]。

## 第一节　先秦时期的药学知识

### 一、原始社会药学知识的萌芽

药物与人类物质生活密切相关,是在人类同疾病的斗争中产生的。原始人在长期采集和栽培植物的过程中,逐渐认识到,哪些植物对人体有益,哪些植物对人体有害,然后有意识地用于治疗某些疾病,这就是药物治病的由来。最早发现的药物是植物。在渔猎时代,人们在食用动物的过程中,也逐渐发现了一些动物的肌肉、脂肪、血液、骨髓及内脏的治疗作用。原始社会末期,随着人类采矿和冶炼时代的到来,矿物药逐渐被摸索总结并使用[141]。

## 二、夏、商、周及春秋时期的药学发展情况

### (一)药物学知识不断丰富

随着人类生产和医疗实践的进步,人类逐渐积累了丰富的药物知识。早期的药物学知识基本上依靠口耳相传,直到商代文字出现,药物的采集、产地、性状及功用等方面的认识才有可能以文字的方式记录下来。我国殷商时代已发现甲骨文中记载的疾病有 13 种,然而至今为止尚未有"药"字的甲骨文。在先秦文献《周礼》《诗经》和《山海经》中有很多有关药物的信息资料。《诗经》中就记载了有 100 多种药物,如"采采卷耳,不盈顷筐""言采其芹""采采苤苢,薄言采之"(苤苢为车前草)。今天人们仍然使用的《诗经》所记载的药物有苍耳、薇蕨、车前草、棠梨、茅、梅、苇、菟丝子、苦菜、麦、合欢、桑葚、益母草、艾、芍药、李、栝楼、羊蹄菜、枸杞、芹菜、大豆等 50 多种[11]。《山海经》记载有药物 146 种,动物药居首,有 83 种;植物药 59 种,矿物药 4 种。一般药名下均说明产地、形状、特点、效用或使用方法,如杜衡,"其状如共葵,共其臭如蘼芜,可以走马,食之已瘿(医治肿瘤)"。药物使用方法有"服、食、佩、卧、浴、涂抹"等[12]。可见,当时已经积累了一定的药物知识和经验。

对药物的认识和使用在进入周代社会以后,更有了突出的进步。《周礼·天官》中载:"凡疗疡,以五毒攻之,以五气养之,以五药疗之。凡药,以酸养骨,以辛养脉,以甘养肉,以滑养窍。"说明了当时对药物的气、味、自然属性等方面的掌握与认识。而其中的"五毒",据郑玄注曰:"五药之有毒者……合黄堥,置石胆、丹砂、雄黄、礜石、慈石于其中,烧之三日三夜,其烟上着,以鸡羽扫取之,以注创,恶肉破骨尽出。"可见当时不仅能够使用五气、五味、五药调养和治疗疾病,而且还出现了专门用来治疗疮疡的外用腐蚀药,这也是我国使用化学药物的最早记载。

按在《周礼·大司徒》记载,生物当时被分为动物、植物两大类。动物分为

毛物(貂狼猫貉之属)、鳞物(鱼类)、羽类(翟雉之属)、介类(鱼龟之属)、蠃物(虎、豹、貔、豸、禽之属)共五类。植物分为皂物(柞栗之属)、膏物(杨柳之属)、覈(核)物(李梅之属)、荚物(荠荚王棘之属)、丛物(萑苇之属)等五类。这是初步的生物学的分类知识[13]。

商代以前,人们习用单味生药治病,且用重剂,副作用较大[141]。《尚书·说命》中有"若药弗瞑眩,厥疾弗瘳"的记载,一定程度地反映了这一情况。至商代,随着药物品种的增多以及对疾病认识的加深,人们已经根据病情不同,选择多种药物组合配成复方,经过煎煮成液后应用于临床治病的可能。这样,将生药转向熟药,将单味药转向复味药,不仅方便服用,而且药效也容易发挥。这无疑是向前迈了重要一步。

1972 年,在长沙马王堆西汉古墓中发现了我国古老的药方书——《五十二病方》。书中介绍了 52 种疾病及其医疗药方,共计药方 280 个,提及药物 240 种,至今仍然有效的药物有许多。由于当时用药经验不丰富,外治方法占很大比例,有外敷法、药浴法、熏法、熨法、灸法、按摩法、角法(拔火罐)等;药方同时记有煮、丸、酒、煎膏等药物使用方法[14],书中出现的早期辨证施药的思想反映了当时中国的用药水平。

### (二)最早的医学分科[15,16]

在我国商代就有管理疾病的职官"小疾臣",其既负责医治疾病,同时还从事医疗管理工作,是我国文字迄今所见最早的医官。①

《周礼》把医分为食医、疾医、疡医、兽医,这是中国最早的医学分科文献记载。从中可以看出,最初的医学四科原则上将人与兽、内科与外科、食疗与药物划分开,有利于每一分科的独立发展[140]。周代的分科是以后医药学教育中专业设置的萌芽和基础。周建立了最早的医疗管理制度,有比较完整的医政组织和非常严格的考核制度,对推动我国古代医药学和医药学教育活动的发展,具有一定的积极意义。据《周礼·天官》记载,周代设"医师……掌众医之政令,聚毒药(因为药物常带辛苦之味和一定的毒性,所以称为毒药)以供医事"。这里所说的医师,其主要职责是为王臣官吏治病以及掌管国家医药政令,同时还负责各地疫情,并在适当的时候采取相应措施加以预防和治疗[142]。

---

① 此为中国甲骨文专家胡厚宣先生在 1943 年发表的文章《殷人疾病考》中给"小疾臣"所做的注释。

# 第二节　早期药学教育的形式和内容

在医药学教育方面，先秦时期可以说开后世医药学教育的先河，不仅是其传承方式对秦汉以后多有借鉴，更在于其为后世奠定了丰富的传承内容。

由于原始社会的医药卫生活动和教育活动还没有从生产劳动、社会活动和宗教活动中分化出来，既没有专职的医生，也没有从事医药卫生教育的教师，更没有医学校。所以，那时的医药卫生活动和知识传授是紧密地结合生产劳动和社会生活进行的。由于还没有文字和书本，所以老的一代向年轻的一代传授医药卫生经验和知识时，只靠口耳相传和观察模仿来进行。"原始社会没有文字，这是许多考古发掘所证明的事实。因此，可以认为原始社会教育主要是靠口耳相传进行的。口耳相传的教育除了在生产生活中进行外，有些原始部落还有成人向儿童讲故事的方式，这是典型的口耳相传的教育活动。"[7]

后来出现的文字，作为一种符号系统，是人类保存、传递文化最理想的工具，记录着人类的经验并能够解释这些经验，医药知识也依赖于这些符号系统得以传承。

## 一、早期的经验传承

在还没有产生文字的人类社会早期，传承方式主要通过眼观、口说、耳听。例如"小孩跟着大人去采集，大人采什么，小孩就采什么，大人就在采集实践中教会小孩懂得什么能吃，什么不能吃；哪种生吃，哪种熟吃；哪种有毒，哪种没毒等知识。"[18] "由于对自然界的极端无知和饥不择食，人们常会误食一些有毒的植物而产生呕吐、腹泻，吃了瓜蒂、藜芦会导致呕吐。当然，人们有时也会因偶然食用了某些食物，而使原有的病痛得以减轻或完全消除。正是经过世世代代无数次这样的尝试和经验积累，人们才逐渐获得了一些辨别食物和毒物的知识。他们开始认识到哪些植物对人体有害，哪些植物对人体有益，并进而有意识地加以利用。这样便初步积累了一些植物药知识。"[19]这便是植物药的起源了。在认识植物药的过程中，也呈现出了人类社会最早期药学知识传承的大概情况。

"至原始社会末期，在医学方面，积累了较丰富的知识和技术。据我国民族学的调查,原始社会末期人们已掌握了关于蛇伤、箭伤、出血、扭伤、肿痛、刀伤、烧伤、痫疾、分娩等的治疗方法。"[9]人们在与疾病做斗争,积累治疗方法时,积累了更多的医疗经验,对疾病的认识也随之加深。随着人们对疾病认识的加深,对疾病诊疗经验积累的增多,对药物的认识也有可能更加深刻。可以说,医学经验的积累和知识传承促进了药学经验的积累和药学知识的传承。由医学方面的进步可知,药学经验也在逐步丰富并发展着。关于这些经验最初是如何产生的,据推测可能当时仅仅是散在的发生,而在代代传承与积累的过程中逐渐集中到了少数人那里。于是,有了医学不同起源的传说,即由"医食同源""药食同源"过渡到"医源于圣人",医、药知识经验传承发展到被少数人集中掌握。

## 二、神农教民识草木之滋味

涉及我国古代医学起源的文献很多,但基本都将中医学的创立归功于传说中的中华民族始祖伏羲、神农、黄帝。有伏羲制九针而有针灸,神农尝百草而有药物,黄帝论经脉而有医理等说法。关于这一点,《淮南子·修务训》认为"世俗之人,多尊古而贱今,故为道者必托之于神农、黄帝而后能入说"。其实在医、药学经验的传承中,普通民众的经验积累和杰出人物的经验总结同样重要。

上古传说中,神农、巫彭等医学人物本身就是采药者,客观反映出当时医药不分家的状况。这些神话人物中,神农与药学知识传承关系最为密切。神农氏,又称炎帝,因长于姜水,故姓姜。《史记·五帝本纪第一》载:"轩辕之时,神农氏世衰。诸侯相侵伐,暴虐百姓,而神农氏弗能征。"这里记载的神农氏已经是权倾势衰、圣人疲态了。根据《淮南子·修务训》载:"古者民茹草饮水,采树木之实,食蠃蚘(螺蚌之类)之肉,时多疾病毒伤之害。于是神农乃始教民播种五谷,相土地宜,燥湿肥饶高下,尝百草之滋味,水泉之甘苦,令民知所避就。当此之时,一日而遇七十毒。"这里记载的神农氏教民采集食物和农业生产,同时,也教民识草木之滋味。又据《通志·三皇记》中记载:"民有疾病,未知药石,乃味草木之滋,察寒温之性,而知君臣佐使之义,皆日尝而身试之。"其他如《世本》中云"神农和药济人",《史纪纲鉴》云"神农尝百草,始有医药"。《通鉴外纪》亦称:"民有疾病,未知药石,炎帝始味草木之滋……尝一日而遇七十毒,神而化之,遂作方书,以疗民疾,而医道立矣。"多处记载显示,神农氏与本草知识的传承密切相关,特别值得一提的是这里的"教"字已经有了知识传承的意味,而

"尝""味"两字,则诠释了我国先秦时期药学知识的经验获得途径,推测神农氏可能是将这些经验传承下去的重要人物。

这些神话传说虽然不是确有其人,但是我们的先民中很有可能存在这样一类人,他们在智力上优于众人,因而更多地掌握了某些生存、生活和防病治病的经验,而且善于应用他们的经验救世济人,于是为人们所推崇。

### 三、笼罩神秘色彩的巫医传承

巫在医学历史上很长一段时间内占有重要地位,仿佛这更能显现出中国医学幼年时期的一段懵懂历程。

随着人类社会的逐步发展,医疗经验的积累逐渐丰富,人类的思维水平也在不断提高。于是,人们开始对很多现象加以注意,单单的经验传承已经不能满足人们对现象的质疑了,于是开始思索"关于他们同自然界的关系,或者是关于他们之间的关系,或者是关于他们自己的肉体组织",[8]人的思维已在探寻事物的普遍规律。然而,生产力水平很低与科学知识的极为贫乏不能满足人类认识上的进步的需要,人类的抽象思维在当时的经验和能力都十分有限的情况下,无法完成正确的重组,只能借助于想象力,在幻想中构造关于世界的各种图式。于是,便有了"神灵""巫"这种特殊的职业。

最初的巫者"后世占候、测验、厌禳、禬,至于兵家遁甲、风角、鸟占,与夫方士修炼、吐纳、导引、黄白、房中,一切煮蒿妖诞之说,皆以巫医为宗"。[22]巫是掌管宗教、巫术、医药、天文历法、文字记录,从事星占、望气、占梦、卜筮的综合性人才。最初的医生就是由巫者充任、兼任的,也就是说巫者就是最早的医生。

"巫师也同原始的医学、数学、历史、文化有一定联系,他们常常利用这些知识为自己的宗教活动服务。所以进行巫术这种形式的宗教活动,尽管没有科学根据,但客观上却同时也起着一定的社会教育的作用。"[9]巫师为使自己的巫术显灵,往往要借助一定的医、药学知识和技术。在彝族毕摩(巫师)的经书中,就有《采药种药经》《献牲献药经》,这说明巫师起了保存、运用以至传授医疗、医、药知识的作用。

《山海经·海内西经》中载有巫彭、巫抵、巫阳、巫履、巫凡、巫相等"神医",他们能够手持不死之药,夹死者之尸,使死者获得重生。同书《大荒西经》还说:"大荒之中……有灵山,巫咸、巫即、巫盼、巫彭、巫姑、巫真、巫礼、巫谢、巫罗十巫,从此升降,百药爰在。"其他如《世本·作篇》云:"巫咸作医。"《管子·权修篇》云:"好用巫鬻。"

巫医以祝由、禁咒、气功等为治病的主要手段。文献记载中,这样一些巫术往往有非常神奇的治病效果。如《说苑·辨物》记载:"吾闻上古为医者曰苗父。苗父之为医也,以管为席,以刍为狗,北面而祝,发十言耳,诸扶而来者,举而来者,皆平复如故。""吾闻中古之为医者曰俞跗。俞跗之为医也,搦脑髓,束盲莫(膜),炊灼九窍而定经络,死人复为生人。"《韩诗外传》中也说:"俞跗之为医也,芷草为躯,吹窍定脑,死者复生。"

虽然殷商巫医主要以巫而非医的面目出现在社会上,但是他们毕竟是人类社会早期的知识分子,可以凭借社会地位及所掌握的文化知识,将最初的医疗活动和知识集中起来,予以神秘化的思考,并加以整理,使之系统化,从而为后世医学能够从巫术中脱离出来并走上独立发展的道路提供了可能。如具有"古之巫书"之称的《山海经》,作为上古巫师从业的依据,本是巫教中的经典,该书中却记载了一些药物学知识,众所周知的占卜用的甲骨文中也有关于疾病的记载。巫医对医疗和药物学知识的系统整理,使得上古的医药知识能够流传后世。在当时的条件下,巫医这一职责也是其他人所不能替代的。[24]

直到西周以前,巫仍然活跃在社会政治舞台上,在国家政治中发挥很重要的作用。医在很大程度上仍然是由巫兼任的,而尚未见专门的医、药学人才任用培养的记载。

根据《周礼》的有关记载显示,相对于传统医巫混杂的局面来说,大概到西周中后期,医与巫祝之间已经有了相对明确的分业,医、巫祝分属于天官、春官掌管。如《周礼·天官》载"医师掌医之政令",《周礼·春官》载"司巫掌群巫之政令""大祝掌六祝之辞"。

《史记·扁鹊仓公列传第四十五》虽明言"信巫不信医,六不治也",但却将"信巫不信医"排在最后,该排序是否有地位之分虽尚有待研究探讨,然而所描写的长桑君也是颇有巫的风范的。后世一直到明代还将祝由科列入医学的专业设置,直到清代才废除。说明医巫之彻底分离也是个漫长的历史过程。

但在殷商时期,医巫结合还是有利于中国医学的传承的。中国医学发展到殷商时代,伴随着文字的产生,朴素的经验积累已无法满足人们对生老病死的探求,于是当时的最高知识分子巫就承担了这种使命,"宗教的母体孕育了科学,科学在宗教的母体里生长、发育"。[25]又因为殷商时期的巫都是世袭的,所以医、药学才能够借助巫的世袭得以传承,同时,医、药学知识伴随着巫的谱系教育得以延续发展。

马王堆医书不仅保留了先秦时期大量的医疗验方,而且还保存了不少巫祝文献,《五十二病方》共载 283 方,主治 52 种病症,使用巫祝方的共有 42 方,占总数的 14.8%,使用巫祝方法共治 17 种病症,占总数的 33%。[27]并且经常巫药并用,显示出由巫祝治病向医药治病的转变。

## 四、师徒传承

在中国医药学发展的历史长河中,师徒授受的师承教育形式曾经是培养中国医学人才的主要模式,也是中医、中药知识得以延续和发展的主要因素。相传雷公师从黄帝,岐伯师从僦贷季,扁鹊师从长桑君等,表明中医学依赖师承教育形式,使先辈的丰富经验不断得以继承和发扬,推动了中医学术的发展。而医生的职责就是治病救人,治病就必须用药物,所以药学知识的传承也主要依赖于医学的这种师承教育形式得以传承下来。

### (一)师徒传授的时代背景

夏商周时期,"学在官府"即政府垄断着知识和教育资源。这一时期,由于医巫结合,医亦在官府,《周礼》虽言医巫分属天官、春官,但天官、春官亦皆属于国家官制。西周末年,这种官学系统已形同虚设。随着周天子"共主"权力的丧失,一些"公室"也失去了生存的条件,"国学"也无法再继续维持下去,天子所设官学几乎消失殆尽,原先的国学教师亦纷纷流落他乡。例如,《论语·微子》篇中云:"太师挚适齐,亚饭干适楚,三饭缭适蔡,四饭缺适秦,鼓方叔入于河……"意思是说:乐官之长挚去了齐国,二级乐师干去了楚国,三级乐师缭去了蔡国,四级乐师缺去了秦国,打鼓的方叔移居黄河之滨……原先在西周国学中司礼乐的官员,四分五散,流落民间。

随着周天子权威的动摇、解体,学术逐渐下移于民间,并向"四夷"扩散。"幽、厉之后,周室微,陪臣执政,史不计时,君不告朔,故畴人子弟分散,或在诸夏,或在夷狄,是以其禨祥废而不统。"[28]这里说的便是学术从"官府"到"四夷",其特点是由周天子独家经营变为诸侯各国举办,由"诸夏"扩散到"四夷",学术发生了私学化的质变。[29]

## （二）早期的医药学师承世系

黄帝世系可代表最早的中医学师承关系。黄帝时代的医生,传说有僦贷季、岐伯、雷公、桐君、俞跗等人。僦贷季为岐伯之师,精脉。岐伯为黄帝时的大臣,又是传授黄帝医、药知识的师长。相传黄帝使岐伯尝草木,编著医病经方,才有传世的"本草""素问"等书。《帝王世纪》中载:"岐伯,黄帝时臣也。帝使伯尝味草木,典主医药经方,《本草》《素问》之书成出焉。"晋皇甫谧《甲乙经序》中称:"黄帝咨访岐伯、伯高、少俞之徒,内考五脏六腑,外综经络、血气、色候,参之天地,验之人物,本之性命,穷神极变,而针道生焉。"后世沿称业医者为"岐黄传人"。雷公,黄帝弟子,也为黄帝时臣,善医。《路史》有"黄帝咨于岐、雷而《内经》作"的记载。桐君也为黄帝时医,对药物很有研究,《古今医统》说他"识草木金石性味,定三品药物,以为君臣佐使",曾撰《药对》(一云《药性》)四卷及《桐君药录》三卷。陶弘景《神农本草经·序录》中说:"桐君者,黄帝时臣也。撰《药对》四卷及《采药录》,说其花叶形色,论其君臣佐使相使,至今传焉。"俞跗为黄帝时代的外科医生,手术甚精。《史记·扁鹊仓公列传》和《说苑》皆有他神话般的治病记载。

历史上有明确记载师承关系的是《史记·扁鹊仓公列传》关于长桑君与扁鹊的记载,虽然还带有神话的痕迹,但扁鹊的学生有子阳、子豹(《史记·扁鹊仓公列传》)、子同、子明、子游、子仪、子越(《韩诗外传》)、子容、子明(《说苑》)、子明、子仪、子朱(《周礼疏》),学生队伍已经明确记载并有相当规模。

师承教育,是随着有很强技艺传授性行业的发展需求而逐渐形成的。在漫长的薪传过程中,师承教育日趋成熟,这种师承教育方式在培养医生的同时也推动了药学知识的传承与发展。

# 第三章　秦汉魏晋南北朝
# 时期的药学教育

公元前221年,秦灭六国,统一了中国,建立了封建中央集权的君主专制国家。由于秦王朝的横征暴敛、残酷压迫和严厉的思想统治,终致民怨沸腾,于公元前209年爆发了农民大起义。两年后,秦王朝覆灭。公元前206年,刘邦为了汉王。公元前202年,刘邦称帝于长安,国号汉,史称西汉。汉承秦制,初期采取休养生息的政策,提倡农桑,轻徭薄赋,社会趋向稳定,封建经济得到恢复和发展。西汉末年,土地兼并日益严重,阶级矛盾激化,爆发了绿林、赤眉起义,西汉帝国灭亡。汉宗室刘秀于公元25年称帝,定都洛阳,史称东汉。东汉后期,豪强地主势力膨胀,土地兼并日趋严重,加上宦官、外戚集团争夺权力的斗争,公元184年爆发黄巾军起义,东汉政权逐渐瓦解。其间,出现了群雄并起、逐鹿中原的局面,各割据的军事集团经过20余年战争,最后形成魏、蜀、吴三国鼎立的局面。公元220年曹丕代汉。公元265年司马炎伐魏。公元280年,晋武帝司马炎灭吴,统一中国,建立了晋朝,史称西晋。公元316年,西晋为匈奴贵族建立的汉所灭,五胡十六国逐鹿中原。公元317年,司马睿在建康(今江苏南京)重新建立起偏安一隅的晋政权,史称东晋。公元420年,东晋大将刘裕废东晋,建立宋朝。此后,南方经历了宋、齐、梁、陈四朝,称为"南朝"。北方混乱的各国,也为鲜卑拓跋氏所统一,建立起北魏王朝,后又分为东、西魏,西魏又为北齐、北周所取代,史称"北朝"。

秦汉魏晋南北朝经历了社会从"大治"到"大乱",封建教育制度便是在这样的历史环境下逐步建立和发展起来的。经历了从"焚书坑儒"到"无为而治",再到"独尊儒术"的曲折过程,封建统治者终于探索到了中国封建的文教政策——"罢黜百家,独尊儒术"。儒家思想与中国封建社会的国情相适应,被历代统治者所尊奉,即使在后来的魏晋南北朝时期,受到佛、道的强烈冲击,也还是没能动摇它的统治地位。

# 第一节　秦汉时期的药学教育

## 一、秦汉时期的药学概况

### (一)本草之名的出现

"本草"一词,首见于《汉书·郊祀志》,汉成帝建始二年(公元前 31 年),"候神方士使者副佐、本草待诏七十余人皆归家"。其后,汉平帝元始五年(公元 5 年),《汉书·平帝纪》"征天下通知逸经、古记、天文、历算、钟律、小学、史篇、方术、本草,及以五经、论语、孝经、尔雅教授者……至者数千人"。《汉书·游侠传》中又有名楼护者,"少随父为医长安,出入贵戚家。护诵医经、本草、方书数十万言"。

以上 3 条记载中,第 1 条中的"本草待诏"为职名,颜师古注曰:"谓以方药本草而待诏者。"成帝建始二年罢省高祖以来所设祭祀之所数百处,因而有"候神方士使者副佐、本草待诏"归家事,但此职名始设于何时,不可详考。第 2 条中的"本草"既可视为抽象名词,也可视为是如同《史篇》《五经》《论语》《孝经》《尔雅》一样确有所指的书名(例如,中华书局出版的点校本《汉书》即在此六者上均加有书名号)。然而第 3 条中与医经、方术相并称的"本草",则确切无疑的是作为一个抽象名词出现了。

在西汉末期这个历史阶段中,《汉书》卷九十九《王莽传第六十九》记载,王莽于汉平帝元始四年(公元 4 年)时,曾"网罗天下异能之士,至者前后千数,皆令记说廷中,将令正乖缪、壹异说",随后出现了元始五年的征天下通知"本草"等类人才的记载,不难想见在这些人的撰述中,必定出现了"本草"著作。而能够"诵医经、本草、方书数十万言"的楼护也恰与王莽为同期人物。因而,结论是:"本草"一词的固有定义,以及以"本草"为名的药物学著作,基本形成于公元纪年的第一个 10 年中。从这时起,中国传统医学中的药物学具有自身独立的地位,无论是在医家眼中,还是在社会文化层的普遍认识中,"本草"乃是医学中的一个独立分支。[143]

**（二）中国药物学的第一个里程碑——本草学专著**

"本草"之名成立之后,正史中这一时期的本草典籍目录,其数量、种类均引人瞩目[143]。《隋书·经籍志》所著录的本草学著作有:"《神农本草》八卷;《神农本草》四卷,雷公集注;《甄氏本草》三卷;《桐君药录》三卷;陶弘景《太清草木集要》二卷;《神农本草经》三卷;蔡英《本草经》四卷;《药目要用》二卷;《本草经略》一卷;徐太山《本草》二卷;《本草经类用》三卷;姚最《本草音义》三卷;甄立言《本草音义》七卷;《本草集录》二卷;《本草钞》四卷;《本草杂要诀》一卷;《本草要方》三卷;《依本草录药性》三卷、录一卷;原平仲《灵秀本草图》六卷;《芝草图》一卷;《入林采药法》二卷;《太常采药时月》一卷;《四时采药及合目录》四卷;李密《药录》二卷;沙门行矩《诸药异名》八卷;《诸药药性》二卷;《种植药法》一卷;《种神芝》一卷。"这些本草著作中,保存较为完整的是《神农本草经》,其成书年代学者们尚未达成统一认识,近人梁启超氏称:"此书在东汉三国间盖已有之,至宋齐间,则已成立规模矣。著者之姓名虽不能确指,著者之年代,则不出东汉末,迄宋齐之间。"近代史学家陈邦贤认为此说"比较合理"。[144]《神农本草经》全书共收载药物365种,采用上、中、下三品的分类法。"上药养命,中药养性,下药治病",又曰:"上药无毒,多服久服不伤人;中药有毒,斟酌其宜;下药多毒,不可久服。"每一种药物下记载有一名及异名、性味、产地、主治等,全面、系统、可靠地记载了数百年的临床用药经验,80%以上至今仍然有效。自其问世以后,历代本草药物古籍均以《神农本草经》所载药物为基础,随着朝代的不同而把人们防治疾病的经验应用到药物添加中或修改而另成专辑。魏晋以后,历代诸家的本草学著作都是该书基础上的发展。《神农本草经》成为历代医学教育的教科书和医学考试的范本。在后来唐太医署的课程设置和医学考试中,该书均占有重要位置。

另外,马王堆汉墓出土的汉代帛书《五十二病方》中,初步统计共收载药物242种,其中一部分药名见于《神农本草经》和《名医别录》,但也有若干药名未见于历代医药文献。1972年,甘肃武威出土的《治百病方》,比较真实地反映了东汉早期的医药学水平。在所收载的30多个方剂中,共收集了近百味药物。

**（三）医丞与药丞**

统一的中央集权封建国家为贯彻其医药政策,在组织上必然采取相应措施。秦汉时期医官设置较之先秦时期员额增加,职责划分明确,层次和隶属比较清楚。概括起来有以下几个特点:战国时期秦国首创的最高医政长官制度即太医令制度,在秦汉时期得到确立和完善;医政、医药统一领导并设医丞、药丞分工管理;宫廷医官设置具有一定规模。诸侯王国内开始有医官设置;军队始设医药和医官;主要医官职品、俸禄已具有一定标准。[139]

秦并天下,其医事制度已推行全国。《通典·职官七》记载:"秦有太医令丞,亦主医药,属少府。"太医不仅负责皇帝的医药和中央官员的疾病诊治,而且掌管地方郡县的医疗事宜。当时各地都设有医长,对太医令丞负责。药府中的药长主持药物之事,设有药藏府储存药物。

西汉时期,设置两种太医令,一种属太常管理,另一种属少府管理。王应麟认为:"其属于太常的,如后之太医院之职;其属于少府的,则如后之药房官隶于内府相似。"王氏的解释,一方面说明了两种太医令的沿革演变,另一方面揭示了两种太医令的职能性质。太常太医令演进为后世的太医署、太医院等医药管理机构,其内部有分工,负责与管理方药者各司其职,管理方药者又有典领方药和本草待诏之分[15]。典领方药侧重于方剂的研制,以供宫廷方药之需。而本草待诏则主要为皇家采集各种药材,这些人不像典领方药官职稳定,用时被征召上来,又随时可能被裁减。少府太医令则具有皇宫中保管储藏药品的职责,演化为后世管理药品的尚药局,其属职有太医监、侍医、女医、乳医、尚方和本草待诏[15]。地方官吏家中,也多有医药的设施。在郡、县、乡级的行政机构中,也有掌管或兼管医药卫生之官吏[16]。

东汉时取消了太常属官中的太医令、丞,于少府中设置,《后汉书·百官志》中说:"太医令一人六百石,掌诸医,药丞方丞各二人,药丞主药,方丞主方,右属少府。"医官制度比西汉完善,增设了一些医药官职,如增设"尚药监"一职管理药品,皇后宫中增设"中宫药长一人,四百石",负责皇后及皇妃的药品供应工作。这种将医药卫生行政统一归于太医令管理,并将医政与药政分开且各设一名专丞负责的体制,是医药管理在早期阶段的一个进步[16]。地方医事改由地方负责。可见,公元1世纪以后,当时的我国已经将医与药分成两种职业。医药分工乃社会分工之一环,应该说具备积极意义。但是历代医家对于医药分工却多有微词[238]。

## 二、秦汉时期的药学教育

秦始皇所推行的教育政策是与其政治的统一相适应的。"书同文,行同伦"

是秦朝实行大统一所推行的共同文字,规范统一的社会伦理和行为习惯的文化教育政策。改革和统一文字,"书同文"无疑有利于包括医药学在内的各门学术的教育实施。"行同伦"是对于可能引起割据的思想和民族习俗加以限制,企图从思想上规范人民,做到"行同伦,黜异俗"。"颁挟书令""禁游宦"和"禁私学,以吏为师"的政策是为了禁止"以古非今"的分封主张。秦朝还在每乡设置"三老",担负对人民进行教化的责任,但是没有建立官学。既禁止私学,又无官学,所以私学也是屡禁不止的。[38]

这一时期药学教育并没有从医学教育中独立分科,也没有官方主导的药学教育形式。药学教育仍然依附于医学教育得以传承和发展,然而,这一时期还没有专门从事医学教育的学校,医学教育的存在主要是以家传或师承为主要方式的。

### (一)"焚书坑儒"与"长生不死仙药"对医药学传承的影响

从《史记·扁鹊仓公列传》和《黄帝内经》中所引用的古医经可以看出当时有很多医学文献是散在民间的。由于春秋战国时期分裂割据的局面,医、药学的发展受到很大的限制,便难以得到全国性的广泛交流和发展。而秦始皇统一六国,虽然是社会发展的必然趋势,但在客观上也为医药学的传承和交流创造了有利的条件。然而,秦始皇统一六国以后,由于刑法苛暴,赋税无度,人民被残酷压榨和剥削,生产力和科学文化事业的发展都遭到了严重破坏。不言而喻,医药学知识的传播在某种程度上也受到影响。

据《史记·秦始皇本纪第六》记载,秦始皇三十四年(公元前213年)丞相李斯建议"非秦记皆烧之。非博士官所职,天下敢有藏《诗》《书》百家语者,悉诣守尉杂烧之……所不去者,医药、卜筮、种树之书"。[46]秦始皇采纳了李斯的建议,颁布了焚书法令,这就是"焚书"。秦始皇三十五年(公元前212年),秦始皇大怒卢生逃跑事件,"于是使御史悉案问诸生,诸生传相告引,乃自除犯禁者四百六十余人,皆坑之咸阳,使天下知之,以惩后"。[46]下令在咸阳活埋了不满秦政的儒生和方士460余人,这就是"坑儒"。

幸运的是,"医药之书"不在焚禁之列,所以很多医药文献幸免火烧,但是,由于我国医学的基础理论与古代哲学思想有着千丝万缕的联系,因而焚书难免导致医学理论的发展在一定程度上受到破坏。然而,换一个角度看,正由于百家之言被禁,恰显得"医药之书""物以稀为贵"了,一部分人便选择了符合统治者需要的"医药、卜筮、种树",作为自己的谋生手段,这种情况在某种意义上促进了医药知识的传承与发展。

据《史记·秦始皇本纪第六》记载,秦始皇为了让自己"入水不濡,入火不蒸,陵云气,与天地久长"而热衷于寻求长生不死之仙药,秦始皇二十八年(公元前219年),"遣徐市(福)发童男女数千人,入海求仙人。"秦始皇三十二年(公元前215年)"始皇之碣石,使燕人卢生求羡门、高誓"。("羡门""高誓"皆为古仙人。)同年"使韩终、侯公、石生放仙人不死之药"。正因为秦始皇对长生不死的迷恋,于是秦始皇对鼓吹神仙之说的方士很是器重。从焚书"所不去者,医药、卜筮、种树之书"到"悉召文学方术士甚众,欲以兴太平"的自我表白,可以看出秦始皇比较信任术士,对术士技术的要求又比较高(秦法不得兼方,不验,辄死[46]),术士的危机感也较重,竞争也较激烈。这些方士大多熟悉神奇的方术,收藏了很多药方,并有采药和炼丹的本领。虽然他们是用唯心主义的神仙论去迎合统治者贪生怕死的心理,但是他们收藏秘方、入山采药、炼制仙丹,这些工作对后世方剂学、药物学,以及制药化学的发展及知识传承都起到促进作用。[47]

### (二)师承与"禁方授受"

汉朝初政治上的指导思想是"黄老之学",在这种宽松的政治环境下,民间学术和教育活动得到全面恢复。武帝继位后,黄老之学退出历史舞台,汉武帝提出"罢黜百家,独尊儒术"的文教政策,是中国历史上划时代的历史性事件。汉武帝采纳了董仲舒"兴太学以养士""重视选举,任贤使能"和"推明孔氏,罢黜百家"的建议,并在元朔五年(公元前124年)"为博士官置弟子五十人"(《汉书·儒林传序》),这是汉代正式成立太学之始。虽然商周时期我国可能已经有了大学的初步形式,但从严格意义上讲,以传授知识、研究专门学问为主要内容的最高学府,应该是从汉武帝时创立的太学开始的。[38]

汉代的官学系统除了太学外,尚有鸿都门学、四姓小侯学、宫廷学校及郡国学校,郡国学校是地方官学。在先秦时期繁荣的私学在汉代也很兴盛,其办学层次和规模,由经师大儒自办的"精舍""精序"等授徒教学。有教儿童的小学,称为"学馆""书馆"或"书舍"等。汉代的选士是由郡国察举,即称为"乡举里选"。"独尊儒术"政策对取士的影响就是察举中考试经术的成分逐渐增加。前汉孝廉不需考试,而东汉孝廉需要考经术。[38]

### 1.传承形式——师徒传承得以继续发展

中国医、药学知识传承的一种重要方式便是师徒传承。在两汉期间，虽然还没有专门从事医、药学教育的学校，但是师徒传承却得到一定程度的发展，传承线索也更明晰，许多名医皆出自名师，学有师承。例如，西汉名医淳于意（仓公）先受业于公孙光，后又就学于同郡的公乘阳庆，学医三年，尽得其所传之医书，如黄帝扁鹊之脉书，《五色诊》《药论》等①，淳于意也收有弟子宋邑等；名医华佗有弟子吴普、樊阿、李当之等，皆颇有医名，《隋书·经籍志》载："梁有华佗弟子吴普本草六卷"②；张仲景则受术于同郡张伯祖，他"勤求古训、博采众方"，刻苦攻读古代医书，并结合当时医家及本人的经验，写出了《伤寒论》这部名著③。由此可见，当时师承之风的盛况。《汉书·楼护传》谓："少诵医经、本草、方书数十万言"，《汉书·平帝纪》云："元始五年（公元5年）徵天下通知……本草以及五经、论语、孝经、尔雅教授者……遣至京师。"可见秦汉时期不仅有本草专著问世，而且也存在众多的本草教授，本草学的发展已初具规模，虽然早期的本草学著作大多亡佚不存，但新的著作大多总结吸收了前人的经验，而且又有所创新和发展，这种亡佚大多属于"名亡实不亡"。[143]

### 2.弟子选拔——"得其人乃传"

当时的医生也是掌握药学知识的人才，由于药物学并没有独立分科，医、药教育统一管理，所以医学人才的选拔便是药学人才的选拔了。《素问·金匮真言论》中说："非其人勿教，非其真勿授。"《灵枢·宫能》中也说："得其人乃传，非其人勿言。"相传长桑君在接收扁鹊做徒弟以前，曾对扁鹊认真观察了十几年；公乘阳庆也因为赏识淳于意才传其以医术的；程高向涪翁求教了好几年，始得其传授医业。

师徒教育的教学内容因师而异，不同的师傅教授的内容也会有所不同，但都既学理论更重视实践。汉代不仅有留传下来的文字、竹简、帛书，并且东汉和帝元年（105年）已经发明了蔡侯纸，一些中医经典名著也相继问世，如《黄帝内

---

① 《药论》是史籍中记载的最早的药物学专著，可惜的是后来失传了，但书中关于本草学的很多知识和内容在淳于意的《诊籍》中有所反映。

② 该书早佚，仅可据《太平御览》等书所保存的引文进行研究，该书最大的特点是记述了神农、黄帝、岐伯、扁鹊、医和、桐君、雷公、李洵之等八家之说。从成书先后讲，此书是介乎于《神农本草经》与梁代陶弘景《本草经集注》间的一部极为重要的本草学著作。

③ 《伤寒论》所载药物80余种之多。

经》《难经》《神农本草经》《伤寒杂病论》等。师傅教徒弟时,这些著作便是主要的教授内容,除医术传承外还传授以秘本。相传淳于意师承公乘阳庆(《史记·扁鹊仓公列传第四十五》):"庆年七十徐,无子,使意尽去其故方,更悉以禁方予之。""传黄帝、扁鹊之脉书,五色诊病。"传授的书有"脉书、上下经、五色诊、奇赅术、揆度阴阳、外度、药论、石神、接阴阳禁书"。陈邦贤认为"我国医学从战国以迄东汉是禁方流传时期。禁方就是秘密的医方。少数医方,操在巫或方士手中,或极少数人的手中,如公孙光、公乘阳庆之流。《灵枢·禁服篇》此:'先师之所禁坐私传之也,割臂歃血之盟也。'不但方为禁方,即诊断疾病,知生死,决嫌疑,定可治的医学书籍,亦列入于禁书之列。"[2]《后汉书》中也记载涪翁将《针经》《诊脉法》传于弟子程高。这些秘本经过师承,医学与药物学知识不断得到了充实,虽然其中多数秘本已失,然而有的经过几个世纪的集体努力,也已逐渐完善。1972 年,甘肃武威县出土的汉墓中所发现的简牍,以及马王堆汉墓出土的帛书和简牍即属于此。

由此可见,虽然我国封建社会早期还不曾设立医药学校,但那时的医学与药学教育活动已经存在并有所盛行了。师徒式的教育是培养医、药人员的主要形式。无论是在学生选拔还是教学方法方面,都已经积累了经验,也为医学与药学教育的进一步发展奠定了基础。但是,由于时代的原因,行医曾被士大夫及贵族认为是一种下贱的职业,如《礼记·王制》说"凡持技从事上者,史、射、医、卜及百工",把医生这个职业列入伎卜相之流。我国古代人们多以官为荣,以医为下。由于医生的社会地位低下,医生受统治者迫害而遇难也屡见不鲜。

# 第二节　魏晋南北朝时期的药学教育

## 一、魏晋南北朝时期的药学概况

这一时期,经济日益繁荣昌盛,文化不断发展,科学技术也取得了较大的成就。医、药学方面,无论是基础理论,还是经验总结都出现了蓬勃发展的局面。

### (一)药物学蓬勃发展

1. 中国药物学的第二个里程碑——《本草经集注》

在本草学方面,本草学著作达 70 余种[15]。《神农本草经》内容得以流传全赖南朝陶弘景在此书基础上所编《神农本草经集注》,全书共 3 卷,载药 730 种,全面总结了以前的本草经验,为本草学的进一步发展奠定了基础[11]。陶弘景在药物分类方法上的创新乃是历来有关陶氏本草学研究中称道最多之事。简言之,即陶氏将上、中、下三品分类法改为按药物的自然来源(或称自然属性)分为玉石、草、木、虫兽、果、菜、米食及"有名无实"诸部。然而此说未必确切。正如尚志钧氏指出:"可以推断《吴普本草》中已有了这种分类法的雏形,抑或《吴普本草》确立的分类,即是按药物自然来源分类法之先河。"[145]陶弘景的分类方法,实际是综合了两种分类方法而成:玉石、草、木、虫兽、果、菜、米食及"有名无实"等各类之下,又各有上、中、下三品的分类方法。这种分类方法,亦可以说是从一个侧面反映出陶弘景作为医学家和道教中人的双重性格——既不放弃对于仙道的继承与追求,但又秉承科学分类法的自觉性[143]。药物学在南北朝之前,可以说是多途径发展的,至陶弘景《本草经集注》才实现了第一次系统全面的归纳总结[143]。

2. 陶弘景对医药分工的态度

在医药分工方面,陶弘景《本草经集注》云:"今诸药采治之法,既并用见成,非能自掘……众医都不识药,惟听市人,市人又不辨究,皆委采送之家。"由此看来,那时就已经存在比较成熟的采—商—医患这样的药材流通渠道,但是,陶弘景对于这种分工的态度值得玩味,他紧跟着就指出了其消极一面:"采送之家,传习治拙,真伪好恶莫测,所以有钟乳酢煮令白,细辛水渍使直,黄蜜蒸为甜,当归酒洒取润,螵蛸胶着桑枝,蜈蚣朱足令赤。诸有此等,皆非事实,世用既久,转以成法,非复可改,末如之何,又依方分药,不量剥治。如远志、牡丹,裁不收半;地黄、门冬,三分耗一。凡去皮除心之属,分两皆不复相应,病家唯依此用,不知更称。又王公贵胜,合药之日,悉付群下。其中好药贵石,无不窃遣。乃言紫石、丹砂吞出洗取,一片经数十过卖。诸有此等例,巧伪百端,皆非事实。虽复鉴检,初不能觉。以此治病,理难即效,斯并药家之盈虚,不得咎医人之浅拙也。"①考察其语气,陶弘景使用了"全称性称谓",指斥"采送之家"药学知识低下,甚至有很多造假行为,一般患者在剂量等问题上又缺乏常识,导致疗效受

①　国图藏敦煌文书龙 530 号《本草经集注甲本残卷》第 225—226 行列 235—237 列。录文参见马继兴:《敦煌医药文献辑校》,南京:凤凰出版集团,2007 年,第 553 页。

限。起码可以说他对医药分工是颇有微词的。

**3. 炼丹与制药化学**

两晋南北朝时期,服食风气盛行,所以炼丹术得到发展。在炼丹术和药物炮炙加工方面,最著名的是东晋炼丹家葛洪,他通过自己长期实践结果编著了《抱朴子》,包括内篇 20 卷、外篇 50 卷[15]。内篇专门讨论了炼丹的问题,牵涉许多化学反应和制药化学实验,扩大了矿物药的应用范围,虽然服食带来很多毒副反应,但是炼丹也促进了制药化学的发展[141]。

方剂学方面,葛洪所著的《肘后备急方》是一部简单而实用的小型方书,所载方药具有简、廉、便、验的特点。载药约 350 种,其中植物药 230 种,动物药 70 种,矿物药和其他约 50 种[11]。这些药物中,贵重药品为数极少,而乡野山村易得之物居多,如大蒜、姜、大豆、豉、艾、灶下黄土、食盐、墨,鸡、鸭、禽畜及其血、粪便等[11]。现代医学家从《肘后备急方》中发现不少独特药物,如青蒿、常山成为 20 世纪 80 年代药物学家重新开发的抗疟药。《肘后备急方》在一定程度上反映出我国两晋时期的医药水平和治疗技术,为我们今天研究医药学发展史提供了不少可贵的资料[15]。

**4. 中国第一部制药专书**

刘宋时雷敩撰著《雷公炮炙论》,是我国第一部制药专书,而且也是世界最早的制药学专著,为后代的中药加工炮制确立了操作规范[11]。

**(二)医药制度的沿革**

**1. 最早的太医署**

魏晋南北朝时期由于政局混乱,有关医事制度的记载比较零散,就现有材料来看,本期医政制度主要是继承秦汉传统,在中央设最高行政长官太医令掌管全国的医药行政,事实上主要负责皇族及宫廷内医疗保健工作,并设有御医及太医。梁峻氏认为:"西晋始设全国最高医政兼医疗的综合机构太医署,这是我国最早设置的医药管理机构。"[139]

关于"医署"始设于何代,迄今学术界存在两种说法,一说认为始于南北朝,另一说认为始于隋。关于医署始于西晋之说,以往并未见此观点,为求证是否谬误,笔者爬梳了大量史料,并认同"医署"始于西晋。有以下几个理由:第一,在《晋书·挚虞传第二十一》中讨论古今度量问题时有"今尺长于古尺于半寸，……医署用之，孔穴乖错……"的记载。晋书所记史实是西晋武帝至惠帝期间的人和事，以上引文为《晋书》所记，所以医署应在西晋初就存在。第二，晋亡，南北分裂，分裂后的南朝宋和北魏均设有医署或太医署。《宋书·礼五志第八》记载："……太史、太医、太官……太子诸署令……铜印、墨绶。朝服，进贤一梁冠。"《宋书·王歆之传第五十二》也载："初，悦为侍中，检校御府、太官、太医诸署……"。《南史·王悦之传第十四》也载："王悦之……为侍中，在门下尽其心力，掌检校御府太官太医诸署。"如此三处说明刘宋时太医署的存在。《魏书·世宗纪第八》关于设立医馆的诏令中有"……严敕医署，分师疗治，考其能否，而行赏罚……"的记载，据此可知北魏时也设有医署。南北对峙的两个政权割据而治却都设有医署(或太医署)，这与其说是南北统治者的思想巧合，不如说是晋以来医政设置的遗风。第三，《通典》职官门中所载晋太医令的待遇"晋铜印墨绶，进贤一梁冠，绛朝服而属宗正……"与上述所引《宋书》中所载的刘宋太医署令待遇一模一样，这也很可能是受晋代医政影响较大的缘故。基于如上三点，本研究认同医署设置最早始于西晋。

2. 最早的药品管理机构

宋、齐、梁、陈医制如前，大都设有太医令、太医丞以理医政。至南北朝后，据《隋书·百官志》"梁门下省置太医令，又太医二丞中，药藏丞为三品勋一位"的记载，梁代在太医署中设尚药局，专管药品。这是目前成立药品管理机构的最早记载[15]。

据《册府元龟》卷二十的"北齐门下省，统尚药局，有典御二人，侍御师四人，尚药监四人，总御药之事"的记载，北齐时尚药局独立出来，改归门下省管理，不仅主管宫廷药品，而且主管帝王医疗[16]。

另外，地方医政长官在各代基本均有设置。地方医院在北魏时诞生[16]。

## 二、魏晋南北朝时期的药学教育

晋代重视中央官学的设置，并于太学之外别立国子学。晋咸宁四年(278年)初"置国子祭酒、博士各一人，助教十五人，以教生徒"。这是我国设国子学之始。[38]

南北朝时期，文帝元嘉十五年(438年)，"使丹阳尹何尚之立玄学，太子率更令何承天立史学，司徒参军谢元立文学，散骑常侍雷次宗立儒学，为四馆"

（《文献通考·学校考二》），从而在京师创设了类似单科大学性质的"四学馆"（儒学、元素学、史学、文学）。明帝泰始六年（470 年）"（宋）以国学废，初置总明观，分玄、儒、文、史四科"。四学馆的建立，改变了自汉立官以来高等学校专习儒经的格局，开专科教育的先河。[38]

### （一）最早的官办医学教育

由于分科教育的兴起，医药学教育也逐渐引起了包括统治阶级在内的人们的重视。关于我国医学专门学校何时出现，迄今尚无详细的史料。但是可以认为魏晋以来，医学教育事业已露端倪。据《魏书》卷八载，北魏太武帝诏令立医馆："敕太常于闲敞之处，别立一馆，使京畿内外疾病之徒，咸令居处，严敕医署，分师疗治，考其能否，而行赏罚。虽龄数有限，修短公定，然三疾不同……又经方浩博，流传处广，应病投药，卒难穷究。更令有司，集诸医工，寻篇推简，务存精要，取三十余卷，以班九服，郡县备写，布下乡邑，使知救患之术耳。"由此可见，北魏时期已经设立医馆。《唐六典》也记载"晋代以上手医子弟代习者，令助教部教之，……"。以后魏孝文帝太和中，北魏的官制中已明确地设有"太医博士（七品下）"和"太医助教（九品中）"。这说明在北魏时期，已经由国家委派医学方面的教官从事医学教育，这是我国官学医药学教育的开端。[139]

南朝刘裕（武帝）自新中国成立后，对教育工作比较重视，曾于永初三年（422 年）诏有司兴学，但事未成功刘裕就死了。直到刘宋元嘉十五年（438 年），大兴学馆，各聚门徒授业。故史称"江左风俗，于斯为美，后言教化，称元嘉焉"。据《唐六典·太常寺》载："宋元嘉二十年，太医令秦承祖奏置医学，以广教授，至三十年省。后魏有太医博士，助教。"可见，南北朝时期政府也已设置医学教育。可惜至元嘉三十年（453 年），文帝刘义隆去世，医学教育也随之而废[146]。后来由于明帝时诸王作乱，刘宋王朝无暇顾及于此，最终也没能再行设立[146]。

至后魏创立太医博士和太医助教等职务，实际也是效法刘宋，并且当时这一制度曾传入朝鲜[15]。以后隋唐医药学教育的兴盛，也以此为先导[11]。

### （二）最早的药园

尤其值得一提的是，梁峻氏所著《中国古代医政史略》（内蒙古人民出版社，1995 年）中记载："东晋已设置药园，成为培养生药人员的基础，但是史书中未见有更为详细的记载。"王振国所著《中国古代医学教育与考试制度研究》（齐鲁书社,2006年)也记载:"东晋时,皇家已设置药园,从事生药人才的培养,但史书中未见有详细的记载。"由于以往研究几乎认为药园始设于唐代,但以上二人观点不谋而合,不能不说明以往的常识性认识可能存在谬误,为印证此观点,笔者查找了大量相关古文,终于有所发现。《读史方舆纪要》(中华书局,2005年)卷二十记载:"乐游苑在覆舟山南,晋之芍药园也。义熙中,即其地筑垒,以拒卢循,因名药园垒。""义熙六年,卢循犯建康,泊蔡洲,刘裕筑查浦、药园、廷尉三垒,……"《至正金陵新志·古迹志·药园类》记载"东晋时'药园'或'药圃'乃皇家种植草药之地,晋末刘裕在此筑'药园垒'以抵抗孙恩起义军"。由此可见,东晋时,皇家应已设置药园,这是目前历史上关于药园的最早记载。但关于药园是否从事生药人才的培养,笔者尚未查找到可靠地相关文献。

### (三) 药学知识的传承:师承,家传和自学

虽然东晋时期皇家已设置药园,但是有关药学人才的培养却没有更为详细的史料记载,医学与药学在教育体系中,仍然没有独立设科,医生仍然是掌握药学知识最丰富的人,药学知识的学习也只是为了医生治病用药服务的。这一时期,药学知识的传承仍与医学知识的传承一脉相承,相辅相成。

三国两晋南北朝时期,医学经验和知识的积累是比较丰富的,医学的进步促进药学的进步,人们对药物的认识也是比较普及的。当时玄学盛行,酿成"服石炼丹"成风,士人阶层以"行散"为时髦,这种行为是需要懂一些医学知识的,否则很有可能随时遭遇发病亡命的风险[146]。另外,当时门阀士族特别提倡孝道,所以作为晚辈懂点儿医学知识是行孝道的必备条件。加之当时战争频繁,为了解决战伤的医治,朝廷更是急需医学人才[149]。这种客观情势,在一定意义上促进了医学教育的发展和药物学知识的传承。

吕思勉先生在《两晋南北朝史》(上海古籍出版社,1983年)中评论道:"盖时道佛虽互相排,然其术则初非彼此不相知;抑二家为行其教计,于医药等便民之术,亦多所研习也。"这说明在当时的社会背景下,已十分注意对医药知识的学习了。

魏晋南北朝时期,医药学知识传承的主要形式包括师承、家传和自学[15]。这一时期,由于不少医生只将自己的医疗经验传授给自己的子孙后代,从而产生了不少业医的世家,家传形式的医学非常兴盛,尤以许多士族为著,范行准先生称其为"门阀的医家",最有名者莫过于南北朝时期东海徐之才氏。徐氏世守

医业,代代有名[152]。《南史·张邵传》记载其第一世祖徐熙的习医经历时也包含着传奇式的授书故事:"(徐)熙好黄、老,隐于秦望山,有道士过求饮,留一瓢卢瓜与之,曰:'君子孙宜以道术救世,当得二千石。'"从徐熙以下至他的弟兄,六代之中就产生了徐秋夫、徐道度、徐文伯、徐雄等 11 个名医。此外还有部分名医主要是靠自学成才的,如西晋名医皇甫谧[152]。

表 3 - 1　魏晋南北朝时期:家传与师授

| 著名医家 | 一传 | 二传 | 三传 | 四传 | 五传 |
|---|---|---|---|---|---|
| 葛洪 | 葛玄 | 郑隐 | 葛洪 | | |
| 陶弘景 | 孙游岳 | 陶弘景 | | | |
| 周澹 | 周澹 | 周驴、周驹 | | | |
| 李脩 | 沙门僧坦 | 李亮 | 李元孙、李脩 | 李天授 | |
| 王显 | 王安道 | 王显 | | | |
| 崔彧 | 隐逸沙门 | 崔彧 | 崔景哲、赵约、郝文法 | | |
| 姚僧垣 | 姚菩提 | 姚僧垣 | 姚最、姚察 | | |
| 褚该 | 褚该 | 褚士则 | | | |
| 徐文伯 | 徐熙 | 徐秋夫 | 道度、叔响 | 文伯、嗣伯 | 徐雄 |
| 徐謇 | 徐謇、文伯 | 徐雄 | 徐之才、徐之范 | | |

## 小结

(1)本草专著的出现为药物学知识的传承起到了促进作用。《神农本草经》对我国历代本草学和方剂学发展起到了促进作用,成为历代医学教育的教科书和医学考试的范本。在唐太医署的课程设置和医学考试中,该书均占重要地位。

(2)西晋始设太医署是我国最早设置的医药管理机构。梁代在太医署中设尚药局专管药品,这是最早记载成立的药品管理机构。

(3)虽然我国封建社会早期没有医药学校,但是医药教育活动已经得到发展,其主要传承形式为师承、家传和自学。

(4)在魏晋南北朝时期,我国已有官方设立的医学校来培养医药人才,开了历史之先河。

　　(5)东晋时期,皇家已经设有药园,这是目前历史上最早的关于药园的记载。

# 第四章　隋唐时期的药学教育

在隋唐时期"儒""道""佛"三教并用,然而由于儒家思想与中国封建社会的国情相契合,一直被历代统治者所尊奉,所以儒学的统治地位一直没有被动摇过。到了唐代,虽然佛教、道教兼重,但是"尊崇儒士"却是隋唐文教政策更为鲜明的特色。儒学被尊为正统[38]。

历史上通常将隋代设置进士科作为科举的开始。大业三年(607年)隋炀帝下"十科举人"诏[50],"十科举人"的科目明确,通常这一年被作为我国古代科举的开始。科举制度的特点是以专门考试为选拔人才的方式,即"一切以程文为去留"。这与隋唐以前的察举制必须由有关官员推荐有本质不同。以考试为人才选拔方式,是中国古代选士制度的一大分界线。隋唐时期在医学教育考核方面也仿国子监,实行科举制。[38]

## 第一节　隋唐时期的药学概况

隋唐时期,尤其是公元 7~8 世纪,是唐朝全盛时期,生产力的水平普遍提高。社会经济状况的发展促进了文化发展和科技进步,医药卫生事业也不例外地出现了蓬勃发展的局面。

### 一、隋唐时期药物学的大发展

#### (一)第一部药典

隋唐以前,有关药物的知识积累、总结都限于民间个人的努力,尽管如此,经过东汉《神农本草经》和南北朝陶弘景《本草经集注》两次较全面的总结,也有了很大的提高。但是,由于历史的局限和个人条件的制约,陶氏所撰本草仍有许多疏漏或错误的地方,鉴于这种情况,唐显庆四年(659年),由政府组织颁布修订了《新修本草》,它是我国历史上第一部药典,也是世界上最早的药典,比欧洲最早的《佛罗伦萨药典》(1498 年)早 839 年。(然而,郑金生氏认为"《新修本草》虽属官修,但内容则有补充无淘汰,与现代具有法律效力的国家药典仍有本质区别。"[51])

《新修本草》开创了集体编修本草的先河,集体编书的好处是能集思广益,因此该书对药物的考订,无论内容的广度和深度都比陶弘景所著的更胜一筹[140]。这部官修本草包括三部分文献内容,即《本草》《药图》《图经》。《本草》部分是讲述药物的性味、产地、采制、作用和主治等内容,《药图》是描绘药物的形态,《图经》是《药图》的说明[13]。《新修本草》其内容在《本草经集注》的基础上再加扩充,增加了 114 种新药,所载药物总数达到 850 种,对每味药物的性味、产地、采收、功用和主治都做了详细介绍[140]。在编修过程中,朝廷向全国广泛征集药物——"普颁天下,营求药物"(宋·唐慎微撰《证类本草》卷一《序列上·唐本序》),"征天下郡县所出药物,并书图之"(宋·王溥撰《唐会要》卷八十二《医术》)。据现存资料统计,有 13 道 133 州的药物汇入书中。这次大规模的药物普查,可谓中国科技史上的一次壮举。但遗憾的是"丹青绮焕,备庶务之形容"的药物彩图,在当时的历史条件下,是不可能广泛流传的[140]。唐《新修本草》编纂时十分重视药材实物的观察和研究,补充和改正了许多前代本草中的错误;在药物分类方面,按药物自然来源将药物分为九类;在内容方面,增加了不少新的而且疗效确切的药,还收集了二十多种外来药物。这些都丰富了我国药物学的内容[13]。

国家颁布本草书,促进了该书的流布。《新修本草》一经问世就立刻传播开来,在历史上、在国内外均有较大的影响[139]。当时的名医孙思邈在《千金翼方》中就全部抄录了《新修本草》的目录和药物正文[140]。唐政府规定该书为医学生必修课本之一[13]。此外,唐政府还将其作为国家药典颁布发行。唐政府对本草的修订颁布反映了政府对药物学的重视。从这个意义上讲,可以说唐政府修订本草的政策促进了药物学的发展,因而在这一时期诞生了许多本草专著[139]。

《新修本草》之后,出现了多种在其基础上截取精华所编成的各种小型实用本草。同时,又有人去收集《新修本草》漏收或落选的民间药物。例如,陈藏器就编写了《本草拾遗》(739 年),拾掇《新修本草》之遗余药品 692 种,尤其是记载了唐代一些民间有效药品,对丰富我国药物学有一定贡献[51]。

### （二）"药王"孙思邈

#### 1. 孙思邈与医药知识传承

孙思邈是隋唐时期杰出的医药学家，在我国医学史上享有较高的声誉。孙思邈尤其重视药物知识，指出"不知药性者，不足以除病"，一生著述丰富，最著名的为《千金要方》和《千金翼方》。他在自序里说"人命至重，贵于千金，一方济之，德逾于此，故以为名也"。《千金要方》仅方论就收载了 3 500 余首。在治疗学方面，记载了许多有效的药物，对于处方、用药、制剂、服药、藏药等方面也有详细记载[141]。《千金翼方》是孙思邈晚年的著作，共 30 卷，1～4 卷专论药物。第一卷是"药录篡要"首先论及 238 种植物药的采集时节，并注明阴干、曝干等干燥方法。指出"采药不知时节，不知阴干曝干，虽有药名，终无药实，故不以时采取，与朽木不殊，虚费人功，卒无裨益"。并记载药物的产地、用药处方，按功用将药物分为 65 类，"总摄众病"、药物的贮藏和种植方法等。卷 2～4 是"本草"，共载药物 853 种，分别记述各药的性味、功用、主治、采集、干燥、加工炮制等方法[141]。根据余云岫的研究，这部分内容是《新修本草》的正文[13]。

据《新唐书》卷一百九十六、列传第一百二十一《孙思邈列传》载："孙思邈，京兆华原人，通百家说……思邈于阴阳、推步、医药无不善，孟诜、卢照邻等师事之。"以此可知，孟诜、卢照邻把孙思邈当作自己的老师，可见孙思邈不仅在医药学术领域贡献巨大，在医药知识传承方面也做出了自己的贡献。其弟子孟诜猜测是继承了孙思邈的有关食疗的经验，著《食疗本草》三卷，收集本草食物 241 种，是我国第一部专收食品药性的书。该书把饮食疗法向前推进了一步，原书已失，其残卷本现金存在于大英博物馆[51]。卢照邻为"初唐四杰"之一，孙思邈曾悉心为他调治所患"风疾"（可能大麻风病），《孙思邈列传》载："照邻执师赟之礼……照邻有恶疾，不可为，感而问曰：'高医愈疾，奈何？'答曰：'天有四时五行，寒暑迭居，和为雨，怒为风，凝为雨霜，张为虹霓，天常数也。人之四支五藏，一觉一寐，吐纳往来，流为荣卫，章为气色，发为音声，人常数也。阳用其形，阴用其精，天人所同也。'……"

孙思邈是德术兼备的医学家，他指出医生不但要有精湛的技能和知识，还要有高尚的德行修养和良好的医疗作风。他教导医家要"博及医源，精勤不倦""无欲无求""先发大慈恻隐之心"，对患者要不分贫富贵贱、关系亲疏，"普同一等，皆如至亲"，他是我国当之无愧的古代医学伦理学伟大的奠基人，因其高尚的医德和在医药学领域伟大的学术贡献,千百年来一直受到人们的尊敬,被称为"药王"。

2.孙思邈对医药分工的态度

孙思邈对医药分工则基本上持否定态度,《千金要方》卷一:"古之善医者,皆自采药……今之为医,不自采药……古之医有自将采取,阴干曝干皆悉如法,用药必依土地,所以治十得九。今之医者,但知诊脉处方,不委采药时节,至于出处土地,新陈虚实皆不悉。"孙思邈对药材"自采"非常看重,将疗效不如古人的原因归结为医者不自采药,不熟药性。随后他下了一个重要的断语:"所以治十不得五六者,寔由于此。"①这是对医者不熟药性的指斥,也可看作是对医药分工的指斥。

## 二、医药制度日臻完善

隋唐五代时期,有关医学发展的政策、机构、制度等都日臻完善。中央和地方两级医政层次已基本确定,宫廷医药机构已经初步形成一个系统,各机构发挥局部作用并且共同完成着为统治者医药服务的整体功能。这一时期的医政结构主要有以下特点:太医令、丞制度继续承传,但只限于管理太医署;太医署的结构,人员规模宏大,成为医药行政兼医学教育的机关,官学医学教育中始设药科;尚药局统管皇帝及皇室人员的医疗及药品管理,因而机构规格及医官品禄均相应提高;专为太子服务的药藏局机构扩大,人员增加;地方医政发展,平民医疗组织增加,地方医学教育粗具规模;军队中专职医生增多,地方医生兼管地方军队的医疗服务。[139]女医制度是唐代医药制度的一大特色,唐代《医疾令》中记载,"诸女医取官户婢年二十以上三十以下、无夫及无男女、性识慧了者五十人,别所安置,内给事四人,并监门守当",从法律的角度规定了女医的选取制度。

### (一)尚药局

隋文帝时(589—604年)尚药局仍属门下省,典御二人均正五品。"尚药局,典御二人,侍御医、直长各四人,医师四十人。符玺、御府,殿内局,监各二人,直长各四人。[52]"隋炀帝时,尚药局改归殿内省,典御改名为奉御。"尚药直

---

① 孙思邈:《备急千金要方》,第31页。

长四人,又有侍御医、司医、医佐员。"[52]唐代尚药局属殿中省,设药尚奉御二人,正五品下。另据《唐六典》所载,隋代尚设有"医佐员八人""主药四人""药童二十四人""按摩师一百二十人"。[54]隋唐三百多年,此制传相沿袭,尽管机构及其长官称谓有一些变化,但这一时期的尚药局实际上就是政府主办的皇家医院[139]。

　　尚药局是由不同层次、不同技术特长、承担不同职责的人员组成的综合性医院,其最高行政长官典(奉)御是精通医药的专家,职责是"奉御掌合和御药及诊候方脉之事,直长为之贰。……合造之法,一君三臣九佐……凡合和与监、视其分剂,药成尝而进焉"。"侍御医掌诊候调和"。[52]司医、医佐员"掌分疗众疾。""主药、药童掌刮削捣筛"。食医掌"和齐所宜"尚药局除以上工作外,在王公等官奏请皇帝同意后,其医官也为王公大臣以下官员诊疗。

### (二)药藏局

　　药藏局是专门为皇太子医疗保健服务而设置的机关[139]。其长官药藏郎"掌和齐医药之事,丞为之贰。凡皇太子有疾病,以议方药。应进药,命药童捣筛之,侍医和成之,将进宫臣监尝如尚药局之职"。[57]其余医官也均各有职责,如掌固主掌药库。《隋书·百官上》载,南梁在詹事府下便已经有"中药藏局"的设置,同时记载"中药藏丞"为"三品蕴位"。尽管记载简略,但可根据此判断南梁时已经开始设药藏局。到北齐时,已在门下坊设有药藏局,设监、丞各二人,正六品下,监下还设有丞、侍医、侍药等官。至隋代在"门下坊……又领殿内、典膳、药藏、斋帅等局,……典膳、药藏局,监、丞各二人。药藏又有侍医四人"。[57]药藏局监二人(正七品)、丞二人(正九品)、太子侍医四人,从七品。总计隋代药藏局内至少有医官八人。唐代改药藏局监为"太子药藏郎(郎),二人,正六品上,……丞二人,正八品上"。[57]

# 第二节　隋唐时期的药学教育

　　尽管我国东汉时的太医令之下已有药丞的设置,且药物学著作《神农本草经》问世,但此时的医与药只是学术上各自有所侧重,管理上有所分工而已,还不具备独立分科的条件。

　　隋唐太医署除设有医学教育外,还设置了药学教育。药学教育的创办说明古代药学教育在此时期已经具有相对独立性。隋唐药学教育初步确立了药物学的地位。

以下从隋唐时期医学、药学两个方面的教育情况概述隋唐时期的药学教育。

## 一、药学教育分科伊始

### (一)官学:太医署

隋代的官学中,医药学教育由太医署承担"太医署、掌医药等事""太医署有主药二人。医师二百人。药园师二人。医博士十二人。助教二人。按摩博士二人。咒禁博士二人。共约215人左右"。[57]隋炀帝时,太医署又置"医监五人,正十人"。[57]可知,当时太医署的人员组成中已经设有药园师,并有具体人数2人。然而遗憾的是,并没有更为详细的史料记载是否有培养医学生及其具体数量。

隋太医署人员组成上实际上包括行政管理人员和教学人员,如博士、助教等。当时太医署的教学人员实际上必须参加医疗工作,同时还要负责教育与训练医生,并且还要把医疗成绩作为考核的根据。[152]见表4-1。

表4-1　隋唐太医署组成人员总数表

| 人员分类 | 隋朝 | 唐六典 | 唐朝 | | 新唐书 | 旧唐书 |
|---|---|---|---|---|---|---|
| | 隋书 | | 唐六典武德 | 唐六典贞观 | | |
| 行政管理 | 18 | 19 | 16 | 16 | 17 | 16 |
| 医学教育 | 6 | 446 | 296 | 273 | 326 | 272 |
| 药学教育 | 4 | 4 | 52 | 52 | 52 | 52 |
| 总计 | 28 | 469 | 364 | 341 | 395 | 340 |

#### 1. 行政管理人员

"太医令,掌诸医疗之法"为太医署的行政长官。另设丞为其助手,"丞,为之贰"。[54]此外还有医监及医正协助令、丞管理行政及教学。医正除疗人疾病外,还要协助管理学生的医疗实习。但是在《隋书》中没有记载其品位。

## 2. 教学人员

医学方面博士、助教设置始于魏晋,北魏太医署已设置太医博士(从七品下),太医助教(第九品种),此时医学教育已经带有学校教育的性质。南北朝时期尚有一定发展,但其设置、规模、制度等较少文献记述。隋朝时期,太医署中,医药教学人员规模变大,师生数目最多时可达 580 余人,由此可知,学校式的医学教育形式在当时已经得到统治者的重视。且已经将医学教育与药学教育明确划分为两大块,并按照医药的不同特点和需要设置了不同层次的人员。

## 3. 分科施教

隋太医署设医学教育和药学教育两部分,并有分科施教的开端,设四科,分别为医师科、按摩科祝禁科和药学科,这初步形成了四科教育的雏形,为唐代的医、针、按摩、咒禁四科教学体制的建立奠定了基础[146]。

据《隋书·百官志》载,"太医署有主药、二人。医师、二百人。药园师、二人。医博士、二人。助教、二人。按摩博士、二人。咒禁博士、二人。等员"。[62]隋炀帝时又增医监、医正。医师、医正主要为人诊疗疾病。诸博士及助教除进行医疗外,还要承担教授学生的职责。《唐六典》所载无助教但有医学生 200人。隋炀帝时还没有单独设立针科,当时的针灸是由医博士教授的。按摩博士和按摩师主要以"消息引导"的方法教授学生经络和穴位的按摩方法,正骨起源于按摩。咒禁博士主要教授学生利用宗教的形式和符号等,再加上民间疗法以驱邪魅鬼祟的疾病。[146]

药学教育方面主要设有主药 2 人,药园师 2 人及药园生若干(但未见有记载学生数量的史料),药园师和主药除了负责药物的收采种植,炮制贮存,以备应用之外,还要教授学生辨别各种药材的产地、良莠、药性及种植方法。

虽然隋炀帝时的存在时间不长,但后来唐的医学教育,无论是教学组织,还是专业设置都受到隋炀帝时期的影响。隋朝时期,政府在太医署设置医药学教育的政策,在专业设置上,当时实际上已有了医学与药学的分工,可以说我国药学教育分科始于隋炀帝时期[146]。

### (二)家传和师承

在私学方面,家传和师徒传授仍是医、药学教育的主要传承方式。在《隋书》立传中医家与阴阳、卜筮、音律、相术、技巧共为艺术传,且巫医并称,"医巫所以御妖邪,养性命者也"。[63]

《隋书》仅见一位医家传记,即许智藏。从记载中可以看出:许道幼—许景—许智藏,许奭—许澄皆为家传,五人中许澄任过尚药典御。

## 二、专业药学人才的培养

经隋至唐,宫廷医学校已经发展到较完善的程度。公元624年,唐继隋制,设立"太医署"并将其扩大,这可以算是世界上最早的医学校。唐代中央教育为太医署,地方教育为医学。唐代药学教育较隋代有了完善和提高。

### (一)教育机构

《旧唐书·职官志》记载,太医署的人员组成是:"太医署令二人(从七品下),丞二人(从八品下),府二人,史四人,主药八人,药童二十四人;医监四人(从八品下),医正八人(从九品下),药园师二人,药园生八人,掌固四人。太医令掌医疗之法,丞为之贰。其属有四,曰医师、针师、按摩师、咒禁师,皆有博士以教之。"[64]根据这个记载,太医署令2人,掌管学校的全面工作,丞2人,负责协助太医署令工作。另有府2人、史2人、医监4人、医正8人、掌固4人等,则各自主管教务、文书、档案和庶务等工作。唐代太医署行政管理人员编制数,根据《唐六典》和《新唐书》的记载,见表4-2。

表4-2　唐代太医署行政管理人员表

|  | 令 | 丞 | 医监 | 医正 | 合计 |
|---|---|---|---|---|---|
| 《唐六典》 | 2 | 2 | 4 | 8 | 16 |
| 《新唐书》 | 2 | 3 | 4 | 8 | 17 |

太医署是全国医疗、医学教育的最高管理机构。唐代太医署分医学为四科,另设药科,有药园一所,令学生分科学习。[152]

### (二)师资队伍

太医署的教师队伍,职称、职责分工明确。关于师资设置,《旧唐书·职官志》载:"医博士一人(正八品上),助教一人(从九品下),医师二十人,医工一百人,医生四十人,典药二人。博士掌以医术教授诸生。"据《旧唐书》的记载,医科设医博士1人,医助教1人,医师20人,医工100人。医博士为医科教师之长,医助教帮助医博士教学。太医署在当时除负责教授医学生外,为了培养学生临床实践的能力,还设有医师、医工等 120 人,辅佐博士、助教进行临床教学,治疗病人和指导学生实习。[54]其他如针科、按摩科等,也均有博士、助教、师、工等。总计医学生 40 人,针学生 20 人,按摩学生 16 人,咒禁科学生 10 人,药科学生 8 人。[54]而其他史书的记载,各有出入,如《唐六典》中有典学(负责抄录课业)10 人,而新旧唐书均未载典学一职。其他教职员工和学生总数,文献记录也各有差异。

唐太医署由府、史、主药、药童、掌固管药物,见表 4 - 3。府是总管,设 2 人;史管理文书资料,设 4 人;主药具体管理药物,设 8 人;药园师栽培采收药材,同时培养药园生药材,设 2 人;药童供主药役使,设 24 人;掌固主掌药库,设 4 人,[54]总计 52 人。药学教育方面医官的品位均较低,府、史等职务文献未记载其官品,《通典》中记载药园师已为品外之官,由此推测别的人员官品也不会高[139]。

太医署中药物的来源有两种:一是"京师以良田为园,庶人十六以上为药园生,业成者为师。凡药辨其所出,择其良者进焉"。[54]药园所种药物多是用鲜、用汁的,少量是供药园生掌握药物性状、栽培等基本知识而种的实习样品药。[139]二是临床所用大部分药物,还是从出产地采集,"凡课药之州,置采药师一人"。[64]运来的药物存贮于右药藏库。[139]京师所置药园是药学教育基地,占地三顷,主要由药园师传授知识并在实践中亲自指导药园生。[139]

表 4 - 3 唐代太医署药学部分人员表(《唐六典》)

| 职别 | 府 | 史 | 主药 | 药童 | 药园师 | 药园生 | 掌固 | 合计 |
|---|---|---|---|---|---|---|---|---|
| 人数 | 2 | 4 | 8 | 24 | 2 | 8 | 4 | 52 |

### (三)学子多庶民

学生入学资格存在着等级观念。《新唐书》曾明确指出:"考试登用如国子监。"据《新唐书·志三十四》记载可知,国子监的学生来源中,入国子学、太学、四门学需是官僚子弟,而其他学科可以是八品以下或庶民百姓子弟。

虽然医药学教育规定了"如国子监法",然而事实上学生来源也很少是官僚子弟,医学教育并不一定比律、书、算受重视[146]。至于药园生,他们的任务非常繁重,还要从事药物的栽培和加工,事实上体力劳动充当了很大部分的学习内容[146]。《新唐书·卷四十八·百官志》有"取庶人十六以上,二十以下充药园生,业成者补为师"的记载。学生入学的礼节与教师的束脩,甚至也要由皇帝正式发布命令,如"神龙二年(706 年)九月敕:学生在学,各以长幼为序,初入学,皆行束脩之礼礼于师。……其束脩三分入博士,二分助教"[66],"凡学生有不率师教者,则举而免之","诸生先读经文通熟,然后授文讲义,每旬放一日休假",若考不及格者"酌量决罚"。[66]

### (四)教学科目与内容

唐太医署的教学,有三个方面的特点:一是强调基础课程;二是重视分科理论学习和专科技术;三是注意实际临床和操作技术的培养[152]。

唐代医学与药学分为医学部与药学部。医学部分为四门,即医学、针学、按摩科、咒禁科,另外还设有药学部。基础课,即不论是学习哪一科的医师都必须学习的科目,包括《明堂》《素问》《黄帝针经》《神农本草经》《甲乙经》《脉经》。[152]这些科目基本囊括了中医学的基本理论、药物学、针灸学及脉学方面的知识。《唐六典》卷十四对学习的具体要求有明确记载:"诸医、针生,读《本草》者,即令识药形,而知药性;读《明堂》者,即令验图识其孔穴;读《脉诀》者,即令递相诊候,使知四时浮沉涩滑之状;读《素问》《黄帝针经》《甲乙》《脉经》,皆使精熟。"[54]在基础课程考试合格的基础上,再分科学习本行专业知识。这就是所谓"诸医生既读诸经,乃分业教习"的规定。[147]

由上述发现,医学各科都需研习《神农本草经》内容。可见,无论药学是否独立分科,药学知识仍是一名医生必须掌握的本领,医学与药学仍是相辅相成、密不可分的,医学生仍需习本草、识药性,这一活动便是在药园完成的。[149]

### (五)人才培养

药科主要培养药园生。太医署所设的药园,不仅独立培训药学人才,还承担医科、针灸、按摩等各科学生学习本草时识辨药形、通晓药性的实习任务。[146]据《新唐书·卷四十八·百官志》记载:"凡课药之州,置采药师一人。京师以良田为园,庶人十六以上为药园生,业成者为师。凡药,辨其所出,择其良者进焉。有府二人,史四人,主药八人,药童二十四人,药园师二人,药园生八人。"[64]据《旧唐书·职官志》记载:"太医署……药园师二人,药园生八人,……药园师,以时种莳收采诸药。"[68]还在京师置药园 1 所,择良田 3 顷,除了栽培种植药材,同时也进行教学。药园生 8 人，招收 16～20 岁的"庶人"充当药园生，授以药学知识，学成后充当药园师，负责种植鲜药，以备医疗上随时需用。他们的职责也很明确，"药园师，以时种莳收采诸药"[54]。由药园师负责按季节栽培种植和采集诸药。"凡药有阴阳配合，子母兄弟，根叶花实，草石骨肉之异，及有毒无毒，阴干曝干，采造时月，皆分别焉。"[54] 就是说，药园师负责授课并指导药园生的实践活动，药园生在药园内边学理论边实践，掌握各类药物的种植方法和收采时间以及辨别药物气味作用和炮制贮纳的知识，熟习各种药材的产地、性状、种类、栽培、采集、贮存和配伍禁忌等知识，修业时间最长为 9 年[64]，学成后可充任药园师。学习科目中还详列了《神农本草经》《名医别录》及唐《新修本草》颁行后新增诸药，可以看出，唐代医药学教育对最新知识及时吸纳，对权威药典也极为重视[146]。这一时期，药学教育方面医官的品位均较低，《通典》记载药园师已为品外之官，尽管如此，药学教育在此时也初具规模[149]。

为了保证统治阶层用药和医、药教学之需要，在京师置药园之外，"凡课药之州，置采药师一人"。他们的职责也是"辨其所出，择其良者进焉"。孙思邈在论述道地药材之可用以进御者有 133 州，唐代各州县的这些采药师应当是负责采办各地道地药材以供进上的。这些采药师，多由药园生毕业后充用[149]。

唐代的医药学教育很注意理论与临床实际相联系。如学习本草时，必须认识药物形态；各科学生除理论学习外，还有临床实习。[149] 唐政府编纂的药典《新修本草》中，还采取图文对照的形式，当该药典作为教科书使用时，学生能看图识药，从而加强了对药物形态和功效的记忆和理解。

### （六）医举

隋代创立了科举考试选拔人才制度，到了唐代得到了进一步的发展和完善，唐代还通过科举考试方法来选拔医术人才。医举（医术科）是唐代为选拔医术人才而设立的特殊科举考试科目，医术科是制举中的一个科目。医术科何时设立，学术界尚未统一认知，据《大唐故尚乘奉御上柱国吴君（本立）墓志铭并序》记载唐高宗永徽元年（650 年）吴本立的父亲曾任朝议郎、太医令，吴本立"介象仙才，先知药性；葛洪达性，早擅医方。永徽元年，医举及第，寻授太医监；俄转令，又任太子药藏监"[8]。说明此时已经有医术科了。唐玄宗时发布的《考试博学多才道术医药举人诏》记载："博学多才、道术医药举人等，先令所司表荐，兼自闻达，敕限以满，须加考试。博学多才举人限今来四月内集，道术医药举人限闰三月内集。其博学科试明经两史已上，帖试稍通者。多才科试经国商略大策三道，并试杂文三道，取其词气高者。道术医药举取艺业优长，试练有效者。宜令所繇，依节限处分。"[17]古代常医药并称或者医学即统含医与药的内容，而这里并未说"医举人"却说"医药举人"，由此推断当时医举考试可能很重视药物内容，或者也可以依此推测唐代对药物的重视，唐代承认药学的相对独立性，药学独立分科也可印证此点。唐玄宗时，医举考试的内容已经有所规定。肃宗时，医术科的地位也有了明显的提高。乾元元年（758年）二月五日肃宗在《册太上皇尊号赦文》中规定："自今以后，应有以医术入仕者，同明法例处分。"[20]其考试内容也在乾元三年固定下来，"乾元三年正月十日，右金吾长史王淑奏：'医术请同明法选人。自今已后，各试医经方术策十道，本草二道，脉经二道，素问十道，张仲景伤寒论二道，'诸杂经方义二道。通七以上留，已下放"。[21]医举考试内容中确定"本草二道"可见当时对药学知识的重视程度，也说明掌握药学知识是从医者必须具备的技能。太医署对学生考试特别严格，"博士月一试，太医令、丞季一试，太常丞年终总试，若艺业过于现任官者，则听补替。其在学九年无成者，退还本色"。[20]即太医署学生在每年的学习中要经过月考、季考、年终考试。如学习九年还不能通过考试者，应被退回原籍。但若学习成绩优异，水平超过现任官的，可根据情况补替。

据《唐六典》《新唐书》《旧唐书》等史书数据显示，唐太医署中师生之比约为2：1，这个比例说明唐太医署医学教育师资配备是相当可观的，学生的学习条件也是很优越的。而在太医署中行政人员只占总人数的不到7%，这些人担负了整个太医署的行政及教学管理工作，工作效率也是比较高的。另外，选择学生学习时严格的条件，也保证了学生学习时的端正心态，使《内经》"非其人勿传"之戒落到实处。[146]

### （七）唐代伊始的地方官学教育与普及

唐代以前官方医疗机构主要集中在宫廷，据《唐会要》卷八十二《医术》载，唐代贞观三年开始在地方上设立医学教育。"贞观三年（629年）九月癸丑，诸州置医学。"开元七年（723年）七月，玄宗又敕："神农尝草，以疗人疾，岐伯品药，以辅人命。……宜令天下诸州各置职事医学博士一员，阶品同于录事。每州写《本草》及《百一集验方》与经史同贮。"（《大唐诏令集》卷一百十四）玄宗的这些措施，加强了地方医药设置，每州写《本草》可见对本草知识的重视，本草验方与经史同贮,提高了医药学的地位。

贞观三年,唐朝廷在各府州实行医学教育,实际是把官方医学、医疗制度首次推广到了全国范围内,这在唐以前是没有过的[149]。正如《唐六典》载:"医学博士以百药救疗平人有疾者,下至执刀、白直、典狱、佐、史各有其职。州县之任备焉。"[23]

根据《唐六典》《旧唐书》《新唐书》记载永泰元年各府州医学人员设置列表(见表4-4)。

表4-4　唐代地方医学人员表

| | 医学博士 | 助教 | 医学生 | | |
| --- | --- | --- | --- | --- | --- |
| | | | 唐六典 | 旧唐书 | 新唐书 |
| 京兆、河南太原府 | 1 | 1 | 20 | 20 | 30 |
| 大都督府 | 1 | 1 | 15 | 15 | 20 |
| 中都督府 | 1 | 1 | 15 | 15 | 20 |
| 下都督府 | 1 | 1 | 12 | 12 | 20 |
| 上州 | 1 | 1 | 15 | 15 | 20 |
| 中州 | 1 | 1 | 12 | 12 | 10 |
| 下州 | 1 | 0 | 11 | 10 | 10 |

唐代地方官学医学教育毕竟属于制度初创,还存在诸多问题。首先,由于偏远州府医学人才缺乏,虽有医学制度,但更多时候职位空缺。为了解决这一问题地方医学可由长史选求本地医术高明之士充任。[146]其次,州府医学虽有"掌州境巡疗""掌疗民疾"的职责,但实际上还是为州府官僚服务的。所以,当时作为行政基层组织的县,并无设立医学组织的具体规定。但是唐代在地方设置这些医、药人员比起前代的确是一种进步,在封建社会尤为难得。更主要的是唐代将医、药学教育推广到全国范围内,这对医药学的发展起到了普及与积极的促进作用,这是我国医药学教育史上的一大进步。另外,《旧唐书》强调"医药博士以百药救民疾病",《新唐书》在叙述地方官制时也明确强调"掌州境巡疗""掌疗民疾"等。[148]这些足以说明唐代的地方医学教育的确有为群众服务的性质,只不过时断时续,时设时阙罢了。

### （八）民间医药知识传播的途径

唐代的医生并不完全是依靠政府办的医学校培养的。当时师承、家传在民间仍然是传授医、药经验和知识的重要途径。此外，自东汉时代传入我国的佛教，在唐代颇为盛行。印度佛教《四明学》中的医方明即是有关医、药方面的知识，唐代佛教兴盛，佛教徒在传授佛教教义时，也兼授医方明。当时寺院还设有悲田院以养病人，设立疠人坊隔离治疗传染病人。这种寺院兴办的医疗机构，也是培养僧徒兼习医、药学的临诊实习场所。[152]

唐代的医学教育，在我国古代医学教育史上，乃至古代世界医学教育史上，都处于很突出的位置。例如，综合授课和分科授课的结合；中央教育与地方教育的结合；医学教育与药学教育的结合；理论教育与重视临床诊治技能与辨别认识药性教育的结合；选用古典医著与当代著作为教材的结合等。同时，学校规章制度之严密，月、季、年和毕业考试之严格，人员编制之精，职责分工之明，按实际晋升的制度和灵活掌握等，均值得当代医药学教育借鉴。[146]

## 小结

（1）隋唐时期，尤其唐代的医药学教育，在我国的医学教育发展过程中，是一个十分重要的阶段，其教育形式不仅有中央太医署也有地方医学校，以及家传师授等同时并存。

（2）在正规医学教育方面，隋唐时期已在专业设置、课程安排、考试任用等诸多方面初具规模，这为正规地、批量地培养医药学专门人才创造了条件。从而，为有组织地、广泛地传播医药学知识打下了良好的基础。唐代"太医署"是世界上最早的学校，其对我国医、药学教育的发展具有划时代的伟大意义。

（3）隋唐时期，太医署设置药学教育。尤其唐代药学教育中师、工、生及实习基地药园等都具有一定规模，这对于药物专门人才的培养提供了条件。学习科目中还详列了《神农本草经》《名医别录》及唐《新修本草》颁行后新增诸药，可以看出，唐代医药学教育对最新知识及时吸纳，对权威药典也极为重视。药学教育分科设置，突出了药学教育的相对独立性，初步确立了药物学的地位。

（4）唐贞观三年始设地方医学并推广到全国，每州写《本草》、对本草知识重视、本草验方与经史同贮、提高医药学的地位，对医药人员的培养和医学知识的传播、普及都起到了积极的作用。

# 第五章　宋金元时期的药学教育

宋王朝重视科举,举办兴学运动,大力提倡程朱理学。在教育对象上"国子监请立四门学,以士庶人子弟为生员,以广招延之路。从之。"(《续资治通鉴·宋纪四十五》)扩大了教育对象的范围。宋代的教育制度和措施可以分为科举、官学、私学、书院等四个方面,不同的历史时期,不同的政治条件下,这几方面的发展和盛衰也有所不同。[38]

元代采用"汉法",在文化教育方面首先是"崇儒"。[74]这表现在尊孔与推崇理学家的活动。尊孔在元太祖时已开始。元代采取了一些理学家的主张,李弘祺认为"当元朝下令将朱熹的《四书集注》定为科举考试的标准参考书时,对理学思想的影响已达到顶点。"[75]吸取了过去两宋、辽、金的经验,元初即设置了学校,举行了科举考试。元代的学校制度主要有四个方面:国学、地方乡学、书院、社学。[38]

## 第一节　宋代的药学教育

### 一、宋代的药学概况

#### (一)官修本草兴起

宋代以前,印刷业尚不发达,限制了知识的保存与传播。北宋的皇帝与儒臣对于医药卫生事业极为关注,新中国成立 13 年后,便由朝廷诏命儒臣与医官联袂校订编修本草。开宝六年(973 年)修成的《开宝新详定本草》,经宋太祖亲自作序、国子监镂版刊行,成为中国第一部印刷的本草著作。次年再次修订而称《开宝重定本草》,层次清晰地展示了源自历代不同本草著作的内容,新增药物 144 种。伴随着从抄写到印刷的转变,官修本草兴起。[140]

到了嘉祐二年（1057 年），枢密使韩琦奏言（宋·李焘《续资治通鉴长编》卷一百八十六《仁宗》）："医书如《灵枢》《太素》《甲乙经》《广济》《千金》《外台秘要》之类，本多讹舛；《神农本草》虽开宝中偿命官校定，然其编载尚有所遗，请择知医书儒臣与太医参订颁行。乃诏即编修院置校正医书局，命直集贤院、崇文院检讨掌禹锡等四人并为校正医书官。"如此，便有了著名的"校正医书局"。其第一项任务便是奉诏修订本草，在由掌禹锡组织医官儒臣编成的《嘉祐补注神农本草》中，增加新药 99 种。《嘉祐补注神农本草》自成书后即成为宋代医学生学习本草知识的教材和本草考试的范本。次年，该局仿唐代向全国征集药物的成功经验，奏请朝廷下诏"诸路州县应系药物去处，并令识别人仔细辨认根茎苗叶花果形色大小，并虫鱼鸟玉石等堪入药用者，逐件画图，并一一开说著花结实、收采时月、所用功效。其番夷所产药，即令询问榷场市舶商客，亦依此供析，并取逐味各一二两，或一二枚，封角因入京人差，赍送当所投纳，以凭照证，画成本草图，并别撰图经。"此次全国规模普查的结果，如实反映在苏颂编撰的《本草图经》中，计有 150 个州军所上本草图 993 幅，成为世界上第一步雕版本草图普。[140]

在宋代还有很多私人编著的本草著作，其中唐慎微的《经史证类备急本草》（简称《证类本草》）规模最为宏大。该书共收载药物 1 558 种，内容翔实，药物众多，方药并举，在《本草纲目》刊行以前一直作为本草学研究的范本，是我国一部非常重要的医药文献。[146]

方剂学方面，宋代自太宗开始就很注意药方的收集和研究，如太平兴国三年（978 年）至淳化三年（992 年），历时 14 年始完成的百卷巨著《太平圣惠方》，有 16 834 个验方[140]，内容非常丰富，对病症、病理、方剂、药物都详加论述。可谓是一部映射出北宋帝王重视医药、凝聚着儒臣、医官心血的代表性著作，据《宋史》卷四六一《列传第二百二十·方技上·王怀隐》载："太宗在藩邸，暇日多留意医术，藏名方千余首。命怀隐与副使王佑、郑奇，医官陈诏遇参对编类。每部以隋太医令巢元方《病源候论》冠其首，而方药次之，成一百卷。太宗御制《序》，赐名曰《太平圣惠方》。仍令镂板颁行天下诸州，各置医博士掌之。"公元1046 年，又经何希彭选其精要编成了《圣惠选方》，此书成为当时的教科书，并在以后的数百年影响着我国的医药学。百草煎（即没食子酸，用五倍子发酵制得），最早见于此书。

元丰年间宋政府编纂了《太平惠民和剂局方》,十卷,载方 297 首,每方后除详列主治疾病和药物外,对药物的炮制方法和药剂的配置也都有说明。此时中药的"炮炙"已经由过去为减少副作用而进行,一变而为制成成药而进行的"炮制"。这具有划时代的意义。《和剂局方》中药饮片的加工方法被列为法定的制药规范。传统中药的炮制方法,如水飞、醋萃、纸煨、面煨、煅、浸、蒸、炒、炼、炮、焙、蜜炙等方法已经成熟。[13]

随着药物品种的增多,人们对不少药物中毒和解毒方法的认识有了进一步的了解。公元 1247 年,宋慈写成《洗冤录》,书中内容除人体解剖、尸体检查、现场检查、死伤原因鉴定等法医知识外,还列举了用于自杀或谋杀的毒物,以及急救和解毒方法。此书沿用 600 多年,它不仅是我国历史上第一部有系统的司法检验专书,也是世界上最早的法医学著作。[141]

### (二)教育机构独立

两宋统治者不仅制定了一系列有利于医学发展的政策措施,在医药组织机构和管理制度方面也有所改革,形成了一个新的医政管理体系。其特点是:成立翰林医官院,作为主掌医药政令、负责中央、地方、军队、学校医疗等事物的医药管理机关;创设校正医书局;成立药厂、药店,实行进口专卖药;成立医学教育专责机关太医局;医药慈善机构增加;宫廷医药机构相对于隋唐有所剪裁。[139]

宋代将医药行政和医学教育机关分开,使医药行政管理与医学教育在组织上得到了加强。设立翰林医官院主管医药行政,对于加强统一的医药管理起到了重要作用。设太医局作为医学教育机关,对医学教育的管理起到了重要作用。[139]。

### (三)名医对医药分工的态度

宋代医药分工已较成熟,城乡私营药肆比前代发达,四川等地已经形成规模很大的药市,熙宁九年(1076 年)京师设立了世界医学史上最早的国家药局"熟药局",后来扩展为和剂局(负责制药)、惠民局(负责出售药品),面向百姓出售药品,并且相对应地编纂《太平惠民和剂局方》等方书,《针灸资生经·原表》记载后来又"比诏会府,咸置药局",历史上第一次全国范围内建立起官方药材制造、销售体系。① 但是，文彦博《节用本草图》自序中基本对医药分工否定，"盖古医药率多自采。故桐君著采药录，备花叶形色，别其是非真假，用之绝无乖误，服之感得痊愈。而又择郡国地产之良，及春秋秀实之候。今则不然，药肆不能尽识，但凭采送之人，医工鲜通本草，莫辨良苦之难，加之赝伪，遂以合和，以兹疗治，宜其寡效。"[239] 医药分工是医药事业进步的象征，但是，名医、名人们对此表示反对，这是由于他们秉承的是古老传统——医与药视为不可分割的整体，甚至药材有时还被赋予神秘主义的色彩，可能认为"争价"这种市井行为会破坏药材的神秘特性进而影响药性。在这种思想背景下药材交给市井之人、脱离医人掌控被视为是不可思议的。但医药分工能提高医疗效率，所以，在中国还是继续走了下去（否则，也没有同仁堂之类的成功），但是，这个问题反映出名医、名人们的思想确实与效率医疗的需求格格不入。[238] 可以说，他们对医药分家缺乏思想动机。从另一个角度看，我国古代药学教育发展到唐代已经独立设科，但是到宋代又与医学合流教授，可能与此不无关联。

## 二、宋代的药学教育

宋代很重视医药人才的选拔和培养。宋设"太医局"与唐代的太医署有所不同，它已不兼有医政职能，而纯属最高医科学院了。各州、县也开办医学，它还一度隶属"国子监"，开创了我国医学教育独立发展的先例。宋代没有专设药学教育，然而，药物作为医生治病的手段和工具，其知识的传承在医学教育体系中仍是必不可少的内容。宋代在医学人才培养中进行的改革和积累的经验还是值得我们研究和借鉴的。

### （一）北宋的医药学教育

宋初，虽然在太常寺管辖下设有太医局，但当时还没有医学校。"考"重于"教"，为提高医学的理论水平，曾对医官进行必要的考核以择优黜劣。《宋史》卷一《本纪第一·太祖一》："乾德元年（963），校医官，黜其艺不精者二十二人"；卷五＜本纪第一·太宗二＞又言："诏诸州送医术人校业太医署"；"九月，校医术人，优者为翰林学生"。其后，逐渐开始重视教育。

---

① 参见梁其姿：《宋元明的地方医疗资源初探》，见张国刚主编：《中国社会历史评论》第 3 卷，第 225 页。

自宋仁宗庆历四年(1044 年)开始,下诏国子监,于翰林院选能讲说医书的 3 ~ 5 人为医学教员,在武成王庙讲说《素问》《难经》等医著,召集京城的医学生听讲[152]。同时,接受了范仲淹的奏请,于太常寺建太医局,培养医师,学习《素问》《难经》、脉候、修合药饵、针灸等,并明令规定:"凡医师未经太医局师学,不得入翰林院"(宋·范仲淹:《范文正奏议》卷下《杂奏·奏乞在京并诸道医学教授生徒》)。从此,太医局教育日渐兴旺,要想成为太医局学生,需先投下家状(本人家世及履历),并有使臣、翰林医官或医学一人作保,学生三人结为联保,始可在太医局听讲,一年后参加入学考试,合格者方可入太医局为正式学生[140]。可见,当时的招生制度是非常严格的。

宋神宗时于熙宁二年(1069 年)任王安石为参政知事,熙宁三年任其为宰相,实行变法。王安石为了实行新法,在教育方面提出了一系列的措施,如改革学校制度和创立三舍法;改革科举制度;颁定三经新义;整顿并加强专业学校。这些改革逐步推广应用到医学教育之中,促进了医学教育的发展。[152]

1."儒术者通黄素"

熙宁九年(1076 年),王安石推行新法,设立了太医局,专门管理医学教育;而医药和治疗等事则由翰林医官院主管。宋太医局正式从执掌典礼的太常寺中分离出来,规定学校的行政组织、学生待遇一概仿太学立法。这一改革措施,使医学教育突破了以往附属于政府医疗机构的次等地位,医学校社会地位的提高,有利于吸引儒生学医,有利于促进中医理论和医技的发展与提高。[146]

宋徽宗时天下广设医学,特地规定各地医学学生要修五经中之一经,这就使当时的医学教育有别于职业教育;而有时朝廷会从儒学中选取通医术的学生参加医学考试,使习儒者多一条入仕之途,这也促使儒士学医知医。时人谓:"朝廷兴建医学,教养士类,使习儒术者通黄素,明诊疗,而施于疾病,谓之儒医。"[151]儒医的出现,标志着医生整体文化素养水平的提高。

2.创设"医学"实行"三舍法"

宋徽宗时期,为了提高医学教育质量和医生的地位,除在太医局开展医学教育外,还在最权威的教育机构——国子监中设置"医学",并分科设博士教导,逐斋设学长、学谕。设三科通十三事,实行"三舍法",以克服科举之弊[151]。当时医学生以 300 名为额,外舍生(低年级)200 人,内舍生(中年级)60 人,上舍生(高年级)40 人。外舍生月考、年考,合格者可升内舍;内舍生经考试合格者可升上舍。优等生奖以官禄,劣等者则予以处罚,乃至退黜[151]。这一改革对于提高教育质量显然有重要的作用,直到今天仍有现实意义。

"医学"自崇宁二年设置,崇宁五年罢。大观元年复置,大观四年并入太医局。政和三年复置,宣和二年罢。虽然此制未能连续坚持下去,但它累计存在10多年,也确在社会中造成一定影响。这一举措为培养上等医生,改变人们观念中的医学及医生的地位起到积极的作用。

### 3. 专业和课程设置

熙宁时期的医学教育在专业设置上,开始出现了两级分科的划分方法,即专业设置形成了三个专业,十三个学科所构成的专业体制。专业设置上这种两级学科的划分方法,既注意到学生知识的深度,又注意到知识的广度。实为熙宁变法在医学教育方面的一大成就,在今天看来仍是科学、客观的。[152]

在课程设置和教学内容方面,当时专业基础课和专业课已有较明确的划分。学生们都必须学习共同的专业基础课,主要有黄帝素问、难经、巢氏病源、嘉祐补注神农本草等课程[152]。基础课修完后,还要进一步学习专业课程。本草知识是医学生的必修基础课之一,药学虽无分科,但是药学知识的学习和传授却是存在的。在课程结构上,不仅有理论课还有实习课[152]。这对于理论与实践相结合有很好的作用。

### 4. 药园及本草考试

宋代的药学教育没有单独设科。据《宋会要辑稿》职官一九记载,宋代至道三年(997年)设有御药院,主要职责是"供奉御药、臣僚夏药等,医官典8人,药童11人,天圣年间有上御药及上御药供奉9人,另有奉御、医师、御药、医正、医佐、药童、药工等。"崇宁二年至靖康元年改名为内药局,靖康后复旧。[146]

在教学方法上,更加注重学生的实践。如药学教育方面,崇宁期间,为了帮助学生掌握药味及形状,还在近城置药园种莳,要求学生必须赴诸园辨认诸药[152]。另有前文已论述医学生基础课必修本草知识,以《嘉祐补注神农本草》为教材;嘉祐五年医学生入学考试"……于问十道经义中兼问《本草》大义三两道,如虽通他经,于《本草》全不通者,亦不收补……"[150]且入学后各科医学生考试均涉及本草内容,可见对药学知识的重视程度。

值得一提的是,当时对教学方法,特别是形象化教具和教学手段的应用还是很重视的。仁宗时的尚药御官、针灸专家王惟一领导下制作的"针灸铜人",

已经成为针科教学的重要工具。这种运用模型进行教学的方法对今天的教学仍有借鉴意义。

另外,这一时期,不少医学参考书有了印本,而且有的为了帮助学生记忆,还编成了歌谣[146]。

### 5. 教材及考试用书

宋代太医局和太医学的考试,所用教材或为历代经典,或为本朝新著。而传统经典也有赖于当时的系统整理才得以广泛流行的。嘉祐二年(1507年),仁宗采纳了枢密使韩琦的建议,设置校正医书局于编集院,集中了一批通医文臣,如掌禹锡、林亿、张洞、苏颂、高保衡等,与医家一起,对历代医籍进行校正工作。这是医学史上首次出现的由政府设立的医书校正机构。[146]

校正医书局设立后,广泛搜求佚书,详加校正,"正其讹谬,补其遗失,文之重复者削之,事之不伦者辑之"[155],这一由国家主持校正并出版医书的系统工程,对医学的普及和发展起到了重要作用,亦为正在推行的医学教育提供了必要教学用书。这些经校正医书局重修、刊行并作为教育与考试标准内容的医药书籍有:王冰注《黄帝内经素问》(校正后改名为《重广补注黄帝内经素问》)、皇甫谧《针灸甲乙经》、张仲景《伤寒论》、张仲景《金匮要略方论》、王叔和《脉经》、孙思邈《备急千金要方》与《千金翼方》、王焘《外台秘要》以及掌禹锡等的《嘉祐补注神农本草》等[146]。

在《嘉祐补注神农本草》编成之前,太医局入学考试原本不考本草,成书后当年即被太医局作为考试之用,在入学考试中至少有两题出自该书,甚至规定如本草题目不合格即不能录取[146]。该书对宋代药学知识的传承起到了重要的作用。

### 6. 考核方法及内容

宋代的考试方法完全仿照太学。每月一次私试,每年一次公式。学生学业成绩的评定分为"优、平、否"三等。间年一次舍试,成绩为优、平二等的补上舍。还要参考学生的品行与医疗技术,将上舍分为三等:二优为上;一优一平为中;二平或一优一否的为下等。也就是说,如内舍生理论考试成绩为优,实际治病成绩也是优,则可晋升为上舍生;如果实际治病能力是"否",则"痊愈率不及7分,降舍;未及5分屏出学",在学生经治的病人中,痊愈率不及十分之七的,要降级;不到十分之五的,就要勒令退学。[146]当时学生的学习成绩还和经济奖励挂钩[152]。当时学生的学业成绩考核不仅很完善,既要考理论,又要考临床实际工作能力;而且对学业成绩好坏,在学籍管理上都已经有了明确的规定。同时,还开始实施奖学金制度。[146]把学业成绩、学籍管理和奖学金结合起来,这对于我们今天建立优良的学风、保证教学质量都有重要借鉴意义。

宋徽宗时医学与儒学一起参加殿试,这是最高规格的考试。太医局的考试原来只是专科教育,本无殿试之例,但宋徽宗将"医学"列入国子监系统,实行升贡制度,医学上舍部分学生可参加三年一次的殿试。[146]虽然"医学"设置时间不长,真正实行过的医学殿试大概只有一二次,但足以反映当时医学地位的提高。而且宋徽宗殿试时,以"能深通《内经》者,升之以为第一"[154]这在历史上也是绝无仅有的。

在考试内容方面也有严格的规定。医学生入学考试时要试问经义十道,能回答五道即为合格,可补充为太医局的正式学生,且十道题中兼有本草内容。嘉祐五年(1060年)提到:"自来考试,唯问《难经》《素问》《巢氏》《圣惠方》大义十道。今详《神农本草》于医经中最为切用,自来多不习读,欲乞自今后每遇考试,于问十道中兼问《本草》大义三两道,如虽通他经,于《本草》全不通者,亦不收补,仍令本局常切讲习。"[150]太常寺认为医生必须明了药性,并强调医学生必须通晓本草,否则即使其他医经学习都很好,也不能录取为医学生。这也体现了对医学生学习药物学知识的重视,是重视临床能力的表现。药学虽然没有独立分科,但是药物学知识的学习却渗透于医学生的学习中。

宋代医学考试之法,按《宋史·选举制》载:"其考试:第一场问三经大义五道;次场方脉试脉证、运气大义各二道,针、疡试小经大义三道,运气大义二道;三场假令治病法三道。"[156]这里实际指的是徽宗崇宁时的考试制度,对照仁宗嘉祐时"唯问《难经》《素问》《巢氏》《圣惠方》大义十道",在题型方面有了很大的丰富,因而成为此后医学考试普遍采用的题型。且各科考试均涉及本草内容,药学教育贯穿于各科学习及考试中[146]。现存的《四库全书》本《太医局诸科程文格》基本原貌保存了当时九科的考题情况,例如:大方脉科墨义"第二道:问服此水去温气。"该题出自《神农本草经》;假令方义一道中"……今观《神农本草》首卷云:丹砂法火色赤而主心,是丹砂色赤,法南方之火,故丹砂之功可以专主乎心也。如今之方论所载,灵砂、桂心亦色赤之类;如麦门冬、远志之辈,亦治心之药而色不赤,何也?诸君以医为业,所当讲论,请陈其意而毋略。"各科假令主义及假令法治病法三道题中,均可见本草的考核"……考之本草丹砂恶磁石,不知古人处而为方者何也?……古人制用立方必有深意,愿尽陈之。""……今宜用是何方药调理?……各须引本经为证,及《本草》制药主疗、所出州土、性味、畏恶、正辅、佐使、重轻、奇偶及修制这法处方对答。"[157]

宋代在考场管理方面也有很完善严密的制度。如宋宁宗庆元元年(1195年)二月,经太常寺请求,下诏曰:"试选医官,性命所系,岂宜苟简?见行试法带入经方数部,许就试所检阅,因此诸生都不纪念,其弊寝久。今后不许携带经书入试。"[158]北宋宣和二年(1120年)六月,有一例医官考试作弊被处理的记录:"刑部言,开封府勘翰林医学屠俨因就试外州工,视差选入贡士举院,赴试怀挟,依条于勒停私罪上定段,该恩原免释放。诏屠俨依断特勒停。"[159]在医学考试中还采用了弥封制度,仁宗时下诏医学考试"今后度十道以六通为合格,仍将通粗相折,封弥卷首考试"[160]。如果考官确与考生通同作弊,则虽弥封,还可以通过字迹来辨认,为此又出现了誊录制度,即由专职之人将所有考生试卷按原文照抄一遍,以供评卷用。政和二年(1112年)谭稽修订的"翰林医官局条画"中规定也要实行誊录"自来试验医官等人,其试卷并不誊录,欲乞今后试人合差考试等官,今本司具应管姓名申翰林院差,仍本院别差人誊录,送监试使臣及考试官依法考校。"[161]科举时往往从命题之日起考官即锁于贡院,不得出入,直到评卷录取结束。太医学时期的考试因仿太学,可能曾采取这一措施[146]。

7. 地方医学

宋代地方医学教育基本上仿照太医局各项制度进行。神宗时在原有道、州、府医学设置的基础上进一步扩展至县,并规定考试成绩优异者,可补县级医官之阙。神宗六年,又命礼部立法,规定各级地方医学生数量、学习科目等[149]。徽宗时期,因受国子监中设置"医学"的影响,地方医学教育也多仿照中央的制度,唯考试分量较轻。此时的地方医学教育归地方的提举学事司管理。学生除习医外,还要学习并考核儒经大业。另外,此期还"比仿诸州学格文士三年所贡人数十分中以一分五厘人数,创立诸路医学贡额。"这对地方医学生产生了鼓励上进的作用。

(二)南宋医药学教育

1. 题库与随机命题

南宋的医学教育制度多沿袭北宋,专业设置、学生规模等方面,一度和北宋颇为相似。又如教学内容,和北宋时的医学教育相比也是大同小异。其他如三舍法、教学方法等与北宋也相近似。南宋国力较弱,医学教育的规模日益缩小,医学教育的地位也较北宋削弱[146]。医学教育的机构级别上来看,太医局也时兴时落,与北宋时太医局之地位相比大体是不可等同而论的[139]。

南宋的医学教育取得了一些成就。首先是由于印刷术的发展,带动了医学书籍的发行。如《太平圣惠方》《集验方》《伤寒要旨》《药方》《增广太平惠民和剂局方》等,这些医学书籍的印行对促进医药学知识的普及,扩大学生的阅读范围,发展医药学和医药学教育是很有意义的;当时许多医学著作,运用插图和歌谣的方法来进行说明,帮助了学生理解和记忆,这种教学方法很有进步意义;南宋时法医学方面比较进步,法医专业著作比较丰富,如现存的《洗冤录》内容丰富,切合实用,一直为以后学习法医学者的重要学习资料,对以后法医学贡献较大[146]。

南宋在考试的命题制度上有一些创新,如在命题时创造了题库的形式。绍熙三年(1192年)有官员提出太医局命题官人数少:"缘所差试官,除假故避亲外,请科共不过十人,可以揣度,阴相计会。今欲候会题之时,每道令出题官多供二三十件,从监试官司对众抽摘,依格给予;且倍严怀挟、传义、代笔之禁。其将来试三场,亦合以第一场定去留,所供墨义、大义等题目仿此施行,其第二第三场每题亦合多供三五件,抽摘出题,庶几少革冒犯之弊。"[30]这里要求每个出题官按1:20~1:30的题量出题,然后随机抽取,包含有题库、交叉命题、随机命题的概念,确是医学考试中的一个创举。

2. 民间药铺

行会是封建社会城市商人和手工业者的一种组织形式。唐宋时期称为"行",后又称为"团行",从明中期开始叫"会馆",后又称为"公所"。药业行会具体何时出现学术界尚未明确统一共识,但多数学者认为药业行会可能宋时出现[235]。南宋吴自牧《梦粱录》卷十九载"药铺要当铺郎中、前后作、药生作,下及门面铺要当铺里主管后作,上门下番当值安童,俱各有行老引领。"[234]这里可以看出民间药铺的工作各有分工,而且有所属的行业组织负责。当时的行会对"药生"培养可能是有一些作用的,且有"行老引领",颇有一些师徒授受的意味。

两宋时期,在医学分科,考试制度、地方医学教育设置方面积累了新的经验。国子监医学实行的三舍法,地方医学实行的贡额制等都具有激励机制的措施。这不仅对古代医学教育产生了重要影响,而且对现代中医教育也有可借鉴之处。然而,从另一个角度看,两宋医学教育的时兴时废破坏了教育所必须遵循的连续性规律,因而一定程度上阻碍了优秀的医学教育经验积累和传承。另外,两宋没有专设药学教育,忽视了药学教育的相对独立性。但是,两宋在医学教育发展史上的功绩是不可磨灭的。

# 第二节　金元时期的医药学教育

## 一、归属于特殊学校的金代医学教育

金代的科举制度皆仿宋制。在金的统治区域里,建了许多学校,分为中央学校、地方学校和特殊学校三类。中央学校有二,一为国子学,二为太学;地方学校有府学和州学;特殊学校有四,包括女贞国子学、女贞府学、京外医学、宫廷学校等。[152]

医政方面,金代设有太医院、尚药局和御药院。太医院是最高医政机构,里面的管勾是每科十人以上设一员,要"术精者充"[162],要经过一定形式的考试。尚药局,其主要职责是掌管宫中汤药茶果事宜;御药院,其主要职责是掌管进御汤药。金代仿照宋制,设有惠民局,掌管制剂和发卖汤药,施医药于平民。地方上也有医疗机构,其名为医院,在太医院的统管下行使职能。[139]

金代医官虽不如北宋为多,但其品秩级别也有十多种之余,医官最高可四品,"司天、太医、内副官皆至四品止"[163]这也较北宋为高。医官子弟继承父业的也可荫补:"司天、太医、内侍、长行虽至四品。如非特恩换授文武官资者,不许用荫,以本人见充承应,难使系班故也。泰和二年,定制,以年老六十以上退、与患疾及身故者,虽至止官,拟令系班,除存习本业者听荫一名,止一子者则不须习即荫①。[164]"

除荫补外,金代也设有正规的医学教育,医学属于金代的特殊学校。金代医学制度也仿宋制,太医院除有医疗职能之外,还是司理医学教育的机构。金

---

①　荫是指因上辈有功而给予下辈入学任官的待遇。

代以通过试补选任太医。《金史》载："凡医学十科,大兴府学生三十人余,京府二十人,散府节镇十六人,防御州十人,每月试疑难,以所对优劣加惩劝,三年一次试诸太医,虽不系学生,亦听试补。"[165]可见金代的医学教育已经普及到全国各地,各州府皆有定额,并有三年一试这样类似科举的考试制度。而且,医学生与儒学生具有同样地位,可免差役:"系籍学生、医学生,皆免一身之役。"[166]

金代的医学十科,具体名称未见记载,可能类似宋之九科[146],《金史》礼志载:"新定夏使仪注,方脉杂科医各一,医兽一。"[167]规定出使夏国的使团中应有方脉杂科和兽医。不过兽医应不属医学十科之一,如《金史》选举志载:"尚厩局医兽、驼马牛羊群子、酪人,皆无出身。"[168]可见兽医的地位远低于其他医官,不入官品。

## 二、元代的医药学教育

### (一)金元医家流派内部药学理论的继承与发展

金元时期医学上较为突出的是医学流派的形成。清代《四库全书》说:"儒之门户分于宋,医之门户分于金元。"虽然元代历史不长,但是医学成就很可观。金元医家在药理研究上颇有创见,并有继承与发挥。如张元素对药物归经学说和脏腑标本用药式的讨论,为后世所遵循。李杲继承并发挥了张元素脏腑辨证之长,提出"脾胃论"的学术主张。王好古又继承张元素和李杲的基础上,充实了张仲景、成无己有关药理论述等内容。金元医家学术流派内部理论的继承与创新,活跃了当时的学术气氛,形成了以金元四大家为代表的不同学派学术争鸣的局面。对丰富医学内容,推动医学发展,都有较大的作用。[32]

### (二)元代的药学教育

元代沿袭唐宋以来的官制,设有"御药院""御药局",担任保管各地贡献的药品和制造汤剂。还有专为太子服务的"典药局"和"行典药局"。此外,有"广惠司""回回药物院""广济提举司""大都惠民司"等组织[139]。

元代医学教育的主管机构是医学提举司。其职能是主掌考校各路医生课义,试验太医教官;校勘名医撰述的文字;辨认药材;训诲太医子弟;管理各路设立的医学提举。医学提举司秩从五品。设提举一员,副提举一员。[139]

元代的医学学校称为"医学",主要设在各地,不设中央医学。学官有提举,负责行政,另设教授专门负责讲授医学[146]。元代的医学教育中,也未将医学与药学分科设置,本草学作为医学生的必修科目之一,在医学教育中存在、继承并发展着。

1. 医学校与三皇庙

元代医学校有一个独特之处,就是与当地的三皇庙合一。这其实也是儒学体例的照搬。元代"郡县莫不有学,学皆有孔子庙"[169],故当时常将儒学校称为"庙学"。这种办学形式既充分利用了场地,又将教育与祭祀相结合,增加了严肃性。医学校设于三皇庙即由此衍生。学者贡师泰指出这是元代独创之制:"三皇有庙,医者有学,其制虽仿见于前代,而合庙、学为一,则又我国家之盛典也。"[170]这种制度实行的时间,大约在至元初年,即1264年左右,如《说学丛稿》三皇祭礼序云:"在至元初,以医家专其享祀。"[171]"三皇庙祀伏羲氏、神农氏、黄帝氏,即古所谓三皇者。"[172]医学之所以置于三皇庙,是因传说中三皇均为医学的始祖。《闲居丛稿》云:"皇元开寿域于天下,设置医学,俾人无夭札之患,以三皇为医所祖。制下所在立庙,春秋以三九阳享祀,日亦如之,公帑出钱,守土者行礼如式。"[173]传说中伏羲画八卦、制九针,神农尝百草,黄帝论医学,均与医学有渊源,故为医生所祖。以三皇庙作为医学所在,除教学外,每年春季三月三、秋季九月九均有大祭[146]。

不过,三皇在中国文化中均为人文始祖,历来被认为是华夏民族的祖先,创建医道仅是其业绩之一。古人以医为小道,将三皇庙专属于医学校,自当时颇招致士人不满。有人责问:"三皇之功及于人者如此,而领之于医,不亦衰乎?"[174]这种议论不但在民间有,甚至朝臣也每每提及,《说学丛稿》"三皇祭礼序"提道:"三圣人之功之德,含齿戴发者皆所当尊而事之,岂独医家所得专之耶?由元贞以来,臣僚间尝以为言,有司漫不止省。"[171]对此,现代学者认为这是元代统治者刻意为之,"将汉民族的共同祖先'三皇'降到了'医家之祖'的行业神地位,抹去了三皇祭祀的民族意义,从而淡化汉人的民族意识,起到弱化民族斗争的作用。"[175]这一见解不无道理。

但是从医学教育的角度看,这一制度却是有利的。首先,以三皇为医祖当然是提高了业医者的地位。其次,与庙祭合一有助于"医学"的设置和维持。在重视礼仪祭祀的传统社会里,地方官修庙行祭常是为政要务之一[146]。在地方文献中可以见到,由于对三皇的敬重,许多原无三皇庙的地方纷纷建庙,原有庙宇破旧的则得以修葺,这就保证了"医学"的必要场地,"凡郡制为医建学,因于三皇氏之宫,而师生讲肄则有堂有斋"。[176]有的规模还相当可观,如洋州三皇庙:"又创楼曰拱圣,度藏颁赐圣济总录等书,大门讲堂庑舍惠民局计十余楹。"[177]另外,有的地方"医学"还有学田,如福州路医学,"取闽县民田没人于官者二百六十亩奇,隶诸学官"[170];衢州医学,"割官沙田为亩若干以奉时祭"[178];吉安路,"有民邓明远请以其所得赏田之半归诸医学,以备用"[179]。如不是因与庙祭有关,是很难如此的,而一年重大的祭祀不过春秋两次,平时学田的收入均可供医学校所用[146]。再者,医学校设于三皇庙还有助于管理。因为以祭祀的名义召集医学学生及医人定期聚集讲学,有更大的号召力[146]。如沂州三皇庙破败,官员孙天正迁县衙门于他处,在旧衙上重建三皇庙,"落成之日,士庶啧啧聚观,始利前日之迁矣。阖州咸喜孙侯勇于善而恪于奉神,遂不远数百里走其从事。"[180]

所以,元代"医学"设于三皇庙,对于医学教育发展有诸多好处,虽然招致儒者非议,但太医院仍然多方推动,使之成为定制[146]。

2."医学"的课程——政治为主还是业务为主

"医学"设于三皇庙,其职责是"训诲后进医生",但在实行过程中,并非尽如人意。大德九年(1305年)平阳路泽州知州王祐上奏言"今各路虽有医学,亦系有名无实",提出"广设学校,为医师者命一通晓经书良医主之"要求学生"须通四书,务要精通,不精通者禁治不得行医"。[181]这一观点遭到太医院的反对,并以儒学考试的明经科亦不过通一大经为例,指出医学教育关键在于掌握专业知识,并认为为医者"必须通晓天地运气、本草药性。运气则必当通晓易道之玄微;药性则博通《毛诗》《尔雅》之名物。又医者论病以及因,原诊以知证,凡《尚书》《春秋》《三礼》等书,固当通晓,"提出"拟合遵依已定程式为考试之法,所据不精本科经书,禁治不得行医。"[181]这大概算是当时医学教育中应该以政治为主还是业务为主的一次观念之争,当然前者也包含有提高医生整体素质的愿望。结果,太医院针锋相对提出的"不精本科经书,禁治不得行医"的观点被采纳,并重新颁布"程式科目各习经书"目录(见表5-1 元代太医院十科及所习经书表),类似于今天我们说的教育大纲。除针灸科、祝由书禁科外,各科通读书中,均包含本草内容。药学教育贯穿于医学教育之中,合流教授之。

3."医学"的课业及考试

（1）医学教授的考试选用

元代对医学教授的选拔相当严格，要求："诸教授皆从太医院定拟，而各路主善亦拟同教授，皆从九品。"[182]至元二十二年（1285年）明确规定了选拔程序："自今后并保到教授，或补填名缺教授，许令本路总管府并管，医人提举司令众选保，委的学问赅博，医业精通，众医推服，堪充师范之人，具籍贯、姓名、年甲、脚色、仍令保定教授亲笔书写医愈何人、病患、脉证、治法三道，连申尚医监，又行体覆，试验考校优劣，委的相应，准保施行。"[183]可见医学教授任职要经三道程序：先是同行推举，然后获选者提供既往治验资料，送交太医院（当时称尚医监），再由太医院进行考试，确实合格者才任职。

表5-1　元代太医院十科及所习经书表

| 科目 | 专科书 | 通读书 | 来源 |
|---|---|---|---|
| 大方脉杂医科 | 《伤寒论》《圣济总录》（卷20-100、185-187） | 《难经》《素问》 | 《元典章》卷三二、《通制条格》卷二一。两书中各科有关《圣济总录》卷数稍有不同。另《元典章》中针灸科有《神农本草经》，无《铜人针灸经》，《通制条格》相反，当从《通制条格》 |
| 小方脉科 | 《圣济总录》（卷167-182） | 《神农本草经》 | |
| 风科 | 《圣济总录》（卷5-20） | | |
| 产科兼妇人杂病科 | 《圣济总录》（卷105-121） | | |
| 眼科 | 《圣济总录》（卷102-112） | | |
| 口齿兼咽喉科 | 《圣济总录》（卷117-124） | | |
| 正骨兼金镞科 | 《圣济总录》（卷139、140、145） | | |
| 疮肿科 | 《圣济总录》（卷100、114-116、125-128、141-142） | | |
| 针灸科 | 《铜人针灸经》《圣济总录》（卷191-194） | 《难经》 | |
| 祝由书禁科 | 《千金翼方》（卷195-197） | | |

已任教授之后，仍然要定期考试，至元二十二年（1285年）规定："教授人员见教生徒，照依每年降去一十三科题目……试问本学教授题目三道……另置簿

策,同本学生生员、医人各簿,年终申覆,一就考校优劣,以见教授能否,有无称职也。"[184]太医院所降的一十三科题目,每年一次,实际相当于每年进行一次全国统一考试,要求必须依题而答。元贞二年(1296 年),对此做了强调:"今切见各处教授、学正、学录、教谕人等连到所业文字,不依官降题目,或远行旧题,或自意立题,不合格法,往往赴院求进以致泛滥不一。今后拟合令教授学正学录教谕人等,须要于三年已里官降题目内,教授作医义三道,治法一道;学正课医义三道,治法一道,亲笔真谨书写,保申到院考校。文理相应,治法允当,若例应升补教授人员,依上本覆相应至日定夺外,据学正人员量才擢用。如不系官降题目,及虽系官降题目,若经三年之外者,别无定夺。仰照验施行。"[185]这里说,医学教授要在近三年所颁布的题目之内完成"医义三道,治法一道",经考校才能按成绩参加晋升。

元贞二年(1296 年)还曾处理了一个考试作弊的医官,并进一步完善了教授任职的程序:"江西行省准中书省咨御史台呈监察御史,查知李克让不通医药,用钱营干太医院割付充单州学正,次于济宁路韩教授处抄到医义,太医院拟充嘉兴路教授,未曾祗受。正犯人李克让钦奉圣旨,一百个罪囚疏放了,当今后合令太医院定夺敬试医官体例,相应得此,送吏部行移太医院。议得李克让不叙外处。各处应保太医学教授,今后令本处医学教授于官降题目内出题,令本人亲笔课义三道,治法一道,先行考试,相应申呈本路总府行移本道肃政廉访司体覆,与所保相同,至日申覆到院,送诸路医学提举司又行考校,文理皆通,治法相应,依例定夺,庶革前弊,都省准拟咨请依上施行。"[186]即选保出任教授时增加了一道程序,要在本路先进行一次考试,并经肃政廉访司监督无差,才选送太医院诸路医学提举司考试录用。

值得一提的是元代医学校在学生管理方面,学生除要定期就学,按月完成题目,年终参加总评外,未见有过错处罚等规定,相反,对医学教授、医学提举等医官却有严格的考核及惩罚措施。如有记述"……廉访司官按临之处,考其课业,损其成否。如有奉行不至,训诲无成,此学官提调官各坐以罪。"[189]也就是说,一地之医学如教学不严,不能造就人才,一旦被廉访司考校发现,则当地医学学官要坐牢。《元典章·礼部五·医学官罚俸例》中对医官的具体处罚之法,不同级别的医官罚俸多少,也定出了条例,共分两类。一类是医学校有名无实,未能真正召集学生讲学的,另一类是医学校虽然按要求实行,但教学质量不能保证。这些制度有助于各地医学校认真办学。

（2）医学生的考试与管理

医学学校的学生有两个来源：一是医护子弟；二是自愿学医者。至元二十二年（1285年）的文件提到："附籍医户并应有开张药铺、行医货药之家子孙弟侄，选拣堪中一名赴学；若有良家子弟，才性可以教诲，愿就学者听取医学生员。"[187]其学习内容，即以太医院所颁发十三科书目为范围。其学习考试方法，中统三年设立医学时已明确为"每月试疑难，以所对优劣量加惩劝"[188]考试内容也是基本围绕每年颁布的十三科题目进行。《元典章》记载："太医院照得诸路医学提举司年例，具呈到大方脉杂医等一十三科周岁月会疑兰（难）医义题目一百二十道，已经行下各路医学教授，令后进生员照依程试眼法、经义体制课习，比及年终置簿申院。"[185]又说："令医生每月习课医义一道，年终置簿考校优劣，有无成绩。"[187]可知这些题目每年13科共120道，学生根据所属专科每月做一道，然后年终总计优劣，评定成绩。

不过，元代医学校可能没有明确的学习期限，学生考试也没有明确的目标方向[146]。中统三年（1262年）医学成立的诏旨中说："医学生员拟免本身检医差占等杂役，将来进学成就，另行定夺。"[188]到至元二十二年也只是说："拟将见教医学生员籍贯姓名，攻习是何科目经书，有无习课医义，开申尚医监，以备擢用。"[187]如果是选任为医官的话，从前述医学教授选拔的严格程序来看，这些年轻的医学学生极少有机会，即使是任学正、学录、教谕等职，也为数有限，不可能作为多数医学生的出路[146]。由于医学生员多数来自医户，可能大多将回家继续承袭医业[146]。从这个角度看，元代医学校确实是培训民间医生的场所，不像宋代培育出一个脱离大众的医官阶层[146]。

（3）考题情况

元代的医学生考试内容已见前述十三科，但考题只说每月课义一道，具体形式如何笔者尚未见到详细记载，医官考试的题目、则提到有医义、治法两种题型，《元典章》中保存了当时三道对医学教授的考试题，题目前说："已设医学去处，教授人员见教生徒，照依每年降去一十三科题目，令医生每月习课医义一道，年终置簿申覆尚医监考较优劣，有无成绩外，试问本学教授题目三道。"[184]说明这三道题与学生所考题目不同，是另外颁发的。这三道题全是病例分析题，形式上与宋代的"假令"题类似，综合程度较高。不知这就是前述的"治法"

题,还是也叫"假令"题[146]。试题如下,"假令有人病头疼,身体拘急,恶寒无汗,寒多热少,面色惨二不舒,腰脊疼痛,手足指末微厥,不烦躁,其脉浮而紧涩者,名为何证,何法治之?""假令有人病身体热,头疼恶风,热多寒少,其面光而不惨,烦躁,手足不冷,其脉浮而缓者,名为何证,合法治之?""假如春夏月,有人病自汗,恶寒身热而渴,其脉微弱者,名为何证,合法治之?"[184]

教授完成这些题目后,"令置簿策,同本学生生员、医人各簿,年终申覆,一就考较优劣,以见教授能否,有无称职也。"[184]

4."非选试毋行医药"

元代医政管理的一大特点是非常重视医生的质量,文献中屡屡可以见到禁止庸医、假医这样的提法。

《通制条格·假医》记载了很多对于庸医,假医的批评及处罚。如至元五年的一份圣旨,"……将有毒物……致伤人命。……不知医书,不知药性……误人性命……专行堕胎药者……如有违犯之人,仰所有官司究治施行。"[190]鉴于诸庸医犯案之例,朝廷要求各地必须严加考试。提出医学生员要"明察脉理,深通修合者,方许行医看病候",是对行医资格做出的明确限制。医学的学习和考试,成为医学生员将来能否行医的重要条件。[191]

中国自周代有医师制度以来,虽有考试选拔医官之举,却从来未对民间医生开业行医有任何限制[146]。对他们的管理虽然有一些针对性的法律条文,但都是出事后才追究责任,而元代则广泛实行医学考试,并且最早提出要以考试来决定行医资格[146]。《元史·选举志》载:"凡随朝太医,院医官子弟,及路府州县学官,并须试验。其各处名医所述医经文字,悉从考核,其诸药所产性味真伪,悉从辨验。"[192]这里可以看出,是否具有行医资格的考试中,药学知识是必须考核的内容,也就是说医生是否具备行医资格与其药学知识的掌握程度密切相关。

大德九年(1305年)太医院提出:"遵依已定程试(式)为考试之法,所据不精本科经书,禁治不得行医。"[193]甚至连已任职的医官也不能免,如延祐三年(1316年)说:"试不中的提领内,斟酌定夺,止管医户,不得行医。"这些内容甚至被写入当时法律之中,《元史研日法志》便有相关记载。[194,195]

至大四年(1311年)仁宗初即位,便于七月下诏明确提出:"禁医人非选试及著籍者,毋行医药。"[196]元代这些制度,应该是中国医史上最早的接近于医生执业资格考试的记载。

5.医学科举

虽然元代科举制度时断时续，但当中曾出现过医学科举。早在元世祖时，大臣建议设科举时就提到医学也设科举，《元史》载："（至元）二十一年（1284年）九月，丞相火鲁火孙与留梦炎等言，十一月中书省臣奏，皆以为天下习儒者少，而由刀笔吏得官者多。帝曰：将若之何？对曰：惟贡举取士为便。凡蒙古之士及儒吏、阴阳、医术，皆令试举，则用心为学矣。"[197]这是年世祖命议定学校科举法，前述太医院的十三科分科及课习书目就是在此时制定，为医学科举做准备，只是未能实行。到仁宗时，随着儒学科举的开设，医学的考试也开始提上议事日程。

延祐三年（1316年）三月，设立医学科举制度[139]。科举的目的是选拔医官，即所有太医、提举、医学教授的选拔都将从中产生。是年正式颁布了医学科举制度，其考题中也涉及本草药性内容，在医举考试中考察本草药性内容，说明政府对医学生的药学知识是十分重视的，也说明从医者掌握药学知识的必须性。医学科举制度主要内容如下[198]：

（1）三年一试。《元典章》载："科举依着先奏的圣旨，三年一遍，依旧例呵。"所谓依旧例是指依一般科举之例。

（2）实行乡试、会试二级考试制。从延祐三年（1316年）秋开始，各路进行乡试，拟于延祐四年秋入京会试。

（3）应试人员。"赴试人员从路、府、州、县医户并诸色内，选举三十以（上），医明行修，孝友信义，著于乡间，为众所称，保结贡试，"应举人员从医户中保选，而不是由医学学校的学生直接参加。

（4）应试限额。"乡试不限员数，教各科目通取一百人，赴都会试，取中的约三十人。"

（5）应试内容。《元典章》云："所课医义照依至元十一年例量减二道。"（王振国氏认为："这里的至元十一年疑为二十一年，即1284年。这一年前后太医院始立定程式，颁布题目"）即考试仍以太医院历年颁发的题目为主要课习内容。

（6）考试及考题。医举科举分两场，"第一场本经义一道，治法一道；第二场本经义一道，药性一道，不限字数，候有成效，别议添设。"这里虽考试初期仍处在探索阶段,准备以后完善,但考题内容设有"药性一道"。可见,医学考试中,离不开药学内容的考查。

(7)试中授官。《元典章》云:"于试中三十人内,第一甲充太医,二甲副提举,三甲教授。"教授最低已是从九品官员,所以科举试中可谓一步登天,比之医户的待遇自然大不相同。

### (三)医户与医药学知识的世袭传承

#### 1.元代医户概况

元代人口管理的一个重要特点是分行业编籍,其目的是便于应派各类差役[139]。其中,民间业医者被隶属医户,有义务以医服役,而且必须世袭[139]。这一制度含有强制性地保持基层医人数目,以供应用的用意[149]。有关元代医户的情况,正史所载不多,但在元代地方志中则保存有不少资料,例如有些地方的人口数据中单独列出了医户的数量[146]。元代曾有多次大规模的人口统计,其中一份文件提道:"又医人户,计议行除先收拾到医户内有名字,并节续赴上承应医户作医户攒报外,据其余各年续收医户,拟合于民户项下攒报。省府相度至元二十七年(1290年)抄数,籍定儒医户计,拟合钦依除免杂泛差役外,据续收户计别无定夺,合下仰照验施行。"[199]据此可知,至元二十七年统计户口时,已开始将医户、儒户单列,可能由于二者均免役,单列有助于政府管理[139]。

#### 2.医户的管理

元代医户制度,是将所有行医人等编为医户,然后要求医户子弟世代承袭,不得逃籍[139]。医户必须保证有"户头"从医,而后代即使有不学医的,分了家也仍归太医院管辖,以免减少医人数目,有可能必要时还要重新履行学医的义务。另外,从军役有功免役的,只许本人与妻儿一同免役,户内其他兄弟不能免役。这都是为了保证医户应役人数的办法。不过,这里所提到的医户应役,主要是应军医、狱医等与行医有关的差役,一般的工役是豁免的。《庙学典礼》中至元三十年(1293年)的一份文件中提到"行省欲令水马站户、医、儒等户与民一例当差""蒙宪司及医、儒提举司申明,乃获除免。"[200]医户由太医院统一管理,又称官医,为此太医院下设官医提举司系统。《元史·百官志四》载:"医学提举司,秩从五品……掌医户差役、词讼。至元二十五年置。大都、保定、彰德、东平四路,设提举、同提举、副提举各一员。河间、大名、晋宁、大同、济宁、广平、冀宁、济南、辽阳、兴和十路,设提举、副提举各一员。卫辉、怀庆、大宁,设提举一员。"[201]但同书《百官志七》又载:"官医提举司,秩从六品,提举一员,同提举一员,副提举一员,掌医户差役词讼。至元二十五年置。河南、江浙、江西、湖广、陕西五省各立一司,余省并无。"[202]这两处所载官品不一,参照《元典章》卷七《吏部一·职品·内外文武职品》,应以从五品为是。

王振国氏认为医户"这其实是一种简单、落后的人口管理模式,但因元代战争频繁,对医生有大量的需求,实行医户制度,暂且不管其子弟医学水平如何,起码可以保证有稳定的供应军役的医生人数。"[146]

### 3.考评与制度性的学术交流

元朝平定天下之后,医户制度并未更改,并在维持医户人数的基础上,进而注意提高医户医学水平。各地"医学"之设,目的之一就是培训医户子弟,督促其认真学医。此外,对已经业医的医户医生,太医院也将他们纳入培训计划中来。至元二十二年(1285年)规定:"各路并州县除医学生员外,应有系隶籍医户及但有行医之家,皆是医业为生,拟合依上,每月朔望去本处官,聚集三皇庙,圣前焚香,各设所行科业,治过病人,讲究受病根因、时月运气、用过药饵是否合宜,仍仰各人自写曾医愈何人,病患、治法、药方,具呈本路教授……考较优劣,备申擢用,以革假医之弊。"[76]

这一段文字涉及两点内容:一是强制性学术交流。古代医生对医术大多秘以自珍,医人之间互相封闭素无交流研讨的传统,医户这种世袭相传的家庭,他们的知识是来自于家传,对于个人技艺和经验有强烈的保密意识,对于医药分工也有部分人持保留态度,其不可能主动互相沟通。元代医学行政可以说对传统思维方式进行了革新,因为医户都是有应役义务的人,政府便以行政命令要求医人聚集,互讲所学,以期共同提高水平。在交流内容中包括"用过药饵是否合宜",用药经验的交流,对于促进药学知识的积累与进步是有积极作用的。

二是考评。医人除了交流,还要写下治验病历,所用"药方",交由医学教授评改,考较优劣,这对于提高从医者的遣方用药水平是具有积极意义的。优秀者当然在将来保选医学教授。学正、学录等医官时得以优先。元朝政府对医户的这些管理和考评措施,带有继续教育和终身教育的性质,在古代是非常难得的。但是要求医户子弟世代承袭,不得逃籍,医学世代祖传,难免造成思维禁锢,不利于医学的创新和发展,另外,人为禁锢了"医户"子弟从事其他更适合自已的职业,是一种落后的人口管理方式。

在元代特有的管理制度下,医生必须经过考试的要求具备实施的可能性。元代实行的医户编籍制度,可以使政府基本掌握业医人户情况;各地普遍设立医学校,学习太医院颁发的题目,使考试有较为统一的标准;各地医学带有强制性质的要求医人入学和考试,又使行医者是否通过考试有案可查,这些都能保证考试制度不致成为虚文。这在中国古代医学教育和医学考试史上,是非常重要的一笔。

## 小结

(1)宋代医学教育机构独立,开创了我国医学教育独立发展的先例。其制度在很多方面积累了新的经验,在机构隶属、考试制度、学校管理等方面做出了很多新举措。宋代重视医学教育,儒医出现,从医者整体素质提升;医学"三舍法"等具有激励机制的措施,应予以肯定;模型及实践教学法对于今天的教育仍具有借鉴意义;虽然没有设置独立的药学教育,但是在课程设置中,本草学知识都是必修科目之一。学生入学及考试内容中,强调医学生必须通晓本草,否则即使其他医经学习都很好,也不能录取为医学生,体现了对医学生学习药物学知识的重视,是重视临床能力的表现。

(2)南宋在考试命题时,包含有题库、交叉命题、随机命题的概念,是医学考试中的一个创举。民间药铺中的人员已经有了分工,并有行会组织的行老引领,对于民间药学人才的培养起到了促进的作用。

(3)元代在三皇庙讲授医学,始设庙、学合一;在教学管理上强调加强教学人员的管理,非常重视医师的考核,并设有奖惩制度;禁庸医、假医,设医生行医资格考试,不知药性,非选试及著籍者,毋行医药。这对今天的教育管理仍有借鉴意义。元代医举考试中涉及药性的考查,说明政府对药学知识的重视。

(4)至元二十二年的三皇庙会可以说是我国历史上最早的医学学术交流会议形式。其内容中不乏用药是否适宜的交流,药方是否得当的考评,在一定程度上促进了药学知识的积累与进步。这种以学校为基地的医学学术交流活动,对活跃学校学术研究空气、提高医疗、教学研究水平,是有进步意义的。并且,医人除了交流还要被考评,可以说,这是在我国古代出现最早的继续教育和终身教育的雏形。

# 第六章　明清时期的药学教育

明立国之初,便将发展教育事业置于重要的地位。确立了"治国以教化为先,教化以学校文本"的文教政策。明代的学校中央有国子监,最初为国子学,后改为国子监,自此学生通称监生,创立于明太祖初定金陵时(1365 年)。地方官学"天下府、州、县、卫所,皆建儒学,教官四千二百余员,弟子无算,教养之法备矣"(《明史·选举一》)。

清代沿袭明代旧制,中央官学国子监既是教育管理机关又是国家的最高学府,地方"初沿明制,府厅州县及各卫武学并置学官"(《清史稿·职官志三》),科举制度到明代形式更加烦琐,科举的地位也较唐宋以来有所提高。

## 第一节　明代的药学教育

### 一、明代的药学概况

#### (一)16 世纪中国的百科全书

明代的药学事业,在我国医药史上是一个蓬勃发展的重要历史阶段。据《明史》记载:"医书之藏有司者,凡五十七家六十八部,一千零十卷"。其实明代的医药著作并不止于此,明代对于药学的研究,其规模是相当宏大的,在药学研究的深度和广度上也都有了很大的提高和发展[13]。例如,《本草发挥》《救荒本草》《本草集要》《药镜》《食物本草》《本草品汇精要》《本草蒙筌》《滇南本草》和《本草纲目》等。其中,《滇南本草》《本草品汇精要》《本草纲目》堪称明代本草学三大杰作,这三本著作中,对世界影响最大的当属李时珍历时 27 年所著的《本草纲目》[140]。清太医院及地方医学都要求研习此书内容,《本草纲目》在清代起到了教材和考试蓝本的作用。

《本草纲目》全书共 52 卷,载药 1 892 种,其中李时珍新增药物 374 种,是古代记载药物最多的一本本草。所列药物提纲挈领,纲举目张,极为清楚。此外书中还有附图 1 160 幅。在分类学方面,把药物分为十六部,每部又分为若干类共计六十二类,这种分类方法,不仅纲目明确,便于查阅,而且为以后的博学分类打下了基础,为当时世界上最先进的分类方法。[13]可以说,《本草纲目》集我国人民 16 世纪以前的药学成果之大成,"博而不繁,详而有要,综核究竟,直窥渊海"。《本草纲目》还被译成多种语言传到国外,在 18 世纪已传遍欧洲,并被作为中国医药学、植物学、矿物学、动物学、化学等专著加以研究。书中除丰富的医药知识外,还论述了天文、地理、农、林、渔、冶金等方面的知识,对历史、哲学、宗教知识也有涉及。可谓"前无古人,后无来者",该书被称作"16 世纪中国的百科全书"。[141]

明代的"方剂学"著作也很多,如《普济方》,公元 1425 年由周王朱橚主持,滕硕、刘醇等人参加编辑而成的巨著,载方 6 万多个,是当时方剂学发展的高峰。[13]另外,明代的缪希雍著《炮制大法》,论述了 400 余种药物的炮制方法,是自《雷公炮炙论》之后又一部在炮制学方面对后世影响较大的著作。[141]

此外,还出版了大批的通俗医书和医案等,促进了医学知识的普及与交流。[141]

### (二)医政格局

明代建立了晚期封建社会新的具有集权性质的医政格局。其特点是太医院统管全国医政,医疗及医学教育等的功能得到加强,克服了唐宋以来各医药机构多头隶属、不相协调等弊端,体现了医政集权管理的性质;地方医学教育机构普遍设立,医学教育事业有了新的发展;军队医药组织进一步健全,官兵医疗保健水平有了进一步提高;与医药相关的抚恤机构基本沿袭旧制,并发挥了正常功能。[139]

明太祖时曾"置医学提举司,提举从五品。"太医院是全国最高的医药行政管理机构,一直沿袭至明末。明代除设有太医院外,还根据需要设置了御药房、生药库、惠民药局、安乐堂、典药局等机构。这些机构互相之间以及与各自与太医院之间都有一定的联系,共同构成了明代的医药组织系统。[139]

## 二、明代的药学教育

明代中央没有专门设置医学教育机构,医学生的培养任务由太医院兼管完成。据《明史》记载,太医院除担负统治者的医疗职责外,也具有培养医药人员的任务。《明史》卷七十四"太医院"条:"太医院掌医疗之法,凡医术十三科,医官医生医士专科肄业,曰大方脉、曰小方脉、曰妇人、曰疮疡、曰针灸、曰眼、曰口齿、曰接骨、曰伤寒、曰咽喉、曰金镞、曰按摩、曰祝由。凡医家子弟,择师而教之,三年五年,一试、再试、三试、乃黜陟之。"[77]《大学衍义补·卷五》载:"我祖宗内设太医院,外设府州县医学。医而以学为名,盖欲聚其人以教学,既成功而试之,然后授以一方卫生之任,由是进之以为国医。"此医学教育主要目的是为太医院培养医生,而为社会培养医生的任务主要由地方来完成。明代对地方医学教育颇为重视,不但在全国设立普遍,而且凡征服或侵略边境土司与邻邦,以及新设州县,在建立地方政权的同时,除设立儒学、阴阳学外,也必须同时设立医学。[139]明洪武十七年(1384年)规定,地方医学同时具有兼管行政和医学教育的职能,同时还设府正科、州典科、县训科等学官专司此事。[149]明代仍然没有专设药学教育,但是,明代本草学方面取得了巨大的进步,所以医学人才的本草学知识也同样得到丰富和发展。

**(一)专业和课程设置**

明代的医学专业仍分为十三科,与元代数目相同,但有所增减,其中最大特点是独立设置伤寒科。这点可以说明,明代时期人们对伤寒病已经积累了丰富的经验。也是自此开始,明清各代开始设置伤寒科。

在课程设置上,各科的医学生均以《素问》《难经》《神农本草经》《脉诀》为必修课程。但不同的专业还要加习有关的专业课程。[152]对规定的课程,要求学生必须熟读详解。考试时就在以上经典医书中出题,让学生默写。这里可以看出,虽然药学没有独立分科,但是医学生无论学习哪个科,都必须学习本草学的知识内容,《本草》为必修课程之一;另外,在课程设置上有类似于专业基础课和专业课的区别,这是具有科学和进步意义的。[152]

当时有一些医家还编写了一些参考书。著名的有刘纯于洪武二十一年(1388年)所著《医经小学》,其中包括本草、脉诀、经络、治法和运气共六卷,他将医、药学知识编成具有韵律的语言。再如万历四年(1576年)李梴编著的《医学入门》,共十七卷,包括释方、历代医学姓氏、诊断、针灸、本草、内科、女科、小儿科和外科、习医规格等。其中"释方"对医生所用方名,加以解释,对初学者颇为方便;对医学家姓氏的学习,可帮助学生了解各家学说之所长,引导学生继承光大前人的医学经验,尊重前人的劳动和贡献;习医规格向学生指出学习医学的途径,对指导学生学习很有帮助。虽然这两本书并非是太医院规定使用的教科书,但因为这些书简明扼要,深入浅出,通俗易懂,方便记忆,故仍为一般医生所乐于使用,并将其作为习医者之入门教材。[146]

### (二)招生重视世传

自宋以来儒医渐多,儒医有较高的学术思想基础,影响较大。因此,明代在招生时,特别强调医业的继承关系,更重视"世传儒医"。如隆庆五年(1571年)规定:"凡医丁告补,必须审查系年近嫡派子孙,才能送太医院学习。经过三年通候类考,考中方准补役。如果嫡派无人,或不堪补用,其亲枝弟侄人等,确系自幼报册,可以教养的,亦酌量批准一人参加学习考补。其他年远难凭及旁枝远族,不许一概妄告。"《大明会典》卷十九中还规定:"凡军、民、医、匠、阴阳诸色户,许各以原报抄籍内定,不许妄行变乱,违者治罪,仍从原籍。"《大明会典》卷一六三中,"凡军民骑灶医卜工乐诸色人户,并以籍为定。若诈冒脱免,避重就轻者,杖八十,其官司妄准脱免,及变乱叛籍者,罪同。"可见明代医学生主要是家传世业。凡属医家子弟,选入太医院学习,推选堪任教师的人员,教习医术。这种世医制度,一方面稳定了医生队伍,并促进了医疗经验的继承和总结提高,推动了学术门派的产生,造就了一批著名的家传世医;但另一方面,世医制度也在一定程度上制约了医药创新,阻碍了医学的发展。

### (三)太医院医生的任用与考核

永乐年间(1403—1424年),朝廷诏令太医院选名医子弟读书备用。其后,明代各个时期对选入太医院教授医学及学习医学者均有规定,学习年限与考试情况大致相同,但对毕业后任用及其待遇并不完全一致。[146]如嘉靖六年(1527年)规定:"考校医士,除艺业不通及老疾者俱遣回为民外,其壮年可进者,俱令教师教习,定与课程,一年四考,约有成材,由礼部会考,分别等第:一等送御药房供事(原系本房者,量授职事);二等给冠带发回太医院办事(原体例冠带者,与支杂职俸给);三等照常当差。如良医大使有缺,于二、三等内考送吏部铨补。"嘉靖十二年(1533年)又规定:"太医院医士医生,不分新旧,通令学本业,按季考试,每年终呈送礼部,委该司会同考校,验其有无进益,如无进益,根据情况予以惩罚,甚至停发月粮,对畏避逃考者也予以追究。学习三年满期后,由太医院医官出题考试,根据成绩分为三等:一等派至御药房供事;二等给予冠带;

二等、三等派回太医院当差。"[77]

医生每年分四季考试,三年大考一次。学习的医丁与医户子弟同太医院的医生、医士一起参加大考[146]。考试由堂上官一员,会同医官二员主持。如通晓学习的专科,经考试合格者,视其成绩,分别对待。一等的收充为医士,二等的收充为医生,食粮当差。没有通晓专科业务的,还可学习一年再参加考试。三次考试不及格的就要黜免,仍旧为民当差。如果五年考试成材的,由教师奏请,量加升授。即使已充任医士、医生的,也要继续学习专科,并参加考试。依照嘉靖二十八年(1549年)的规定:"一等,原来是医生的,与充医士;医士无冠带的,给予冠带;原在内殿供事支俸,并且是冠带医士的人,酌量升俸一级。倘若内殿缺人,太医院依照不同的专科,挨次呈报礼部,送入内殿供事。二等,原系医生的,与充医士;医士无冠带的,给予冠带;但原在内殿供事的不准继续服役,只能在太医院当差。三等,照旧,仍与二等在太医院工作。四等,原有冠带的,不准冠带;支品级俸的,降俸一级;支杂职俸的,降充冠带医士;医士食粮七斗的,降充医生,住支月粮。以上这些考列四等的人,都准许学习半年,送礼部再考。如有进益,准许照旧支俸、食粮与冠带。如再不通,各降充医生,专门担任太医院锉研药物的工作。"[207]这里的"如再不通,……担任太医院锉研药物的工作"虽可能大体是一些体力劳动,但是若完全不懂药学知识也是无法胜任的,在此,也许可以理解为药学知识是所有医学知识的基础,略懂药物知识的人不见得能成为合格的医生,但合格的医生必然通晓药物知识。至于医籍纳银候缺吏目,必须经三年大考成绩列为一等的,方准通同各类医士一样遇缺考补。纳银冠带医士必须三年大考,方准挨次拨差,未经三年考过的,不准留在太医院。[149]对于临考不到的人,限半年内补考;如再行规避以及有起复、差回、病痊、销假一年以上不送考的,或服满、差满、患满给假限满、故意违反规定,一年以上不回太医院,企图逃避考试的,要听凭礼部参奏,给予一定的处理。[152]

### (四)地方药学教育普及与考核

#### 1.地方医药学普及

明代的地方医学教育发展较为迅速。各府、州、县基本上都设立了医学并兼管地方医药行政及医疗。凡新征服的地方或新设州县,在建立地方政权时,同时设立医学。凡旧设州县一般都设置了医学。对于一些新成立的州县,有条件设立医学的,也都在建立州县政权的同时,设立了医学。对于一些缺少医生的府县,政府准许从附近府县中拨医户或医学生迁来该县从事医事工作。这样便使明代所设州、府、县中设立了医学。明代之所以能在地方普遍设立医学,这与统治者重视发展医学教育有关。自明代太祖确立了地方医学教育政策以来,整个明代没有改变。因此,明代的地方医学教育做出了相对突出的贡献。然而,应该指出的是,明代地方医药学承担着对该地区的医政管理,医疗和医学教育的三项责任,对于每个县来讲,其实,医生和医学生的人数都很少。尽管如此,明代发展地方医学事业上的功绩也应充分予以肯定[146]。

## 2.地方医学考试[77]

对各地医学考试,明代也有规定。孝宗弘治五年,"命选医家子弟推堪任教师者二、三人教之,每季考试。三年或五年,堂上官一员同医官二员,试其通晓本科者收充医士。未通晓者,许习学一年再试,三试不中者,黜之。"正德年间,提督学政广东等处提刑按察司副使魏校责成所辖区,"各属长吏,具体天地好生之德,择通明医术者,集数医教之,各专一科,候按临考试,有疾病者,分使治之,视其功效,以行赏罚。医术未通者,仍禁毋得行医。"万历时吕坤等人呼吁振兴医学,并对民间医生考试选拔办法做出详尽的陈述,提出作为医生必须精通一部医书:"医生各认读医书一部,掌印官量其资质,限一月之数,自某处起至某处止,责令医官每日背诵,除医方分两不能全记外,其议论脉法,方下病症,各须成诵,每一月掌印官或委佐贰官唤至堂上,制背一次,惰者量责三、五板,勤者量赏谷三、二斗。"已经批准行医的医生,也要有定期的考试:"下令四境行医人等,不分男妇,俱委佐贰会同医官考试,各认方科,分为三等。上等堪以教习,授读医书;中等不通文理,令记单方;下等止许熬膏卖生,不许行医。"其考试办法:"凡在医学者,置签堂上,掌印官(或暂委佐贰首领),各限以书(随其所习),每月拘背一次,验其生熟,问其义理,精熟者,本生量赏医官同赏生。疏者,量责医官纪过,一年之外,验其稍通者。"医生考试还应与制作医案相结合:"每医生给医案一本,令病家亲自填写,是何症状,用何药治好。每四季掌印官查验医案,治好人在三十以上者,赏谷一石,百人以上者,终身免丁,三百人以上者,准送牌匾。"

明代地方政府设医官管理医务,府,正科,从九品;州,典科;县,训利。设官不给禄。各府州县之医士或医官俱由太医院考选。"其征至京者,礼部会同考试,高等人御药房,次入太医院,下者遣还。"浦城医学训科员潘瑞迁尝旁通医经脉诀,著"活人"之誉,于是荐之于朝迁。"未几,迁瑞就试医院中式,诣铨曹补前职。"

# 第二节 鸦片战争前清代的药学教育

## 一、鸦片战争前清代的药学概况

### (一)近代自然科学的倾向

在药物学研究方面,清代赵学敏所著《本草纲目拾遗》于1756年问世,这是补充修正《本草纲目》的一部具有重要价值的药学专著,代表了清代本草学的最高成就。本书共分十卷,收载药品921种,此书所载药物绝大多数是纲目未收录的民间药,对《本草纲目》的欠妥和错误加以订正,书中记载叙述了生物学中的遗传变异学说和人工栽培植物方法,这是一项极其可贵的科学发展。[141]

清代吴其浚的《植物名实图考》是一部相当有水平的植物学专著和药物学著作,此书的出现,反映了我国本草学发展的一个新方向即药用植物学发展的新起点。本书收载植物1 714种,主要论述每种植物的形色、性味、用途和产地、品名等。同时插图,尤其重点介绍了植物的药用价值,药用部位,治疗效能,特别着重于植物的药用价值以及同名异物或同物异名的考订。全书叙述详尽,并附有插图,丰富了药学的内容,得到中外植物学界和药学界的好评。[141]

以上两部著作以及明代《本草纲目》,虽然大量内容仍然属于传统的实用药学内容,但是在生物分类学、生物进化论、植物学方面都提出了超越前人、异于传统的具有世界科学意义的认识结论,已经表现出了近代自然科学的倾向,正是这些内容才受到了国际上的重视。

### (二)医政机构从简

鸦片战争前,清代医政制度基本沿袭旧制。但组织机构更加从简,管理更趋集权。太医院总揽医药行政和医疗大权,撤销了专门为太子、宫妃等医药服务的组织而由太医院负责宫廷一切医疗事物。设东西两处御药房,隶属于太医院。中央医学教育无专门机构,只在太医院内设教习厅,地方也设有医学教育,但不景气。防治天花工作有所进展,并设专门机构。1654年,清政府曾于景山东门外,筑药房三间,令医官奉旨施药,惠泽满汉军民人等。[139]

## 二、鸦片战争前清代的药学教育

### (一)宦官习医

清代的医学教育有中央设办的,也有地方设办的。中央的医学教育属太医院管辖,属于专科学校性质。在太医院中设有教习厅,其下又分为内教习与外教习两个部分。[139]所谓内教习,是指在御医、吏目中选择学识渊博者二人担任教师,住在东药房教授御药房的太监习医[146]。关于专设教师且设机构教授宦官习医,是清代医学教育相比其他朝代的一大特色。而外教习主要是教授医官子弟,亦由御医、吏目中选择两人,常驻在太医院,教习肄业生,并批阅未授职衔医士的月课[146]。

### (二)学生来源与考试

太医院中的医学生来源主要是保送的医官子弟。汉族由六品以上同乡官作保证人,旗人则由该管佐领保证,经考查品行端正,略通医理,且通晓京语的人,再经过面试合格后,才准到太医院入学,名为医生,按照各人选择的专科分科学习。在教习厅学习的学生,一月要交两次功课,并参加四季的考试。学习三年期满,经礼部考试合格的称医士,未录取的仍照常肄业,等待下次再考。[146]

据《清朝通典》(卷二十八《职官典·太医院》)载,顺治九年(1652年)"礼部规定医士名额40人每月发给银米,在太医院服役;食粮医生(或称粮生)20名,担任缮写工作;切造医生20名,修合药饵。从此,凡肄业一年以上,且经过三次季考名列一等的,遇有缺粮医生缺额,可呈礼部递补。"雍正八年(1730年)"添设粮生10名,并改名为恩粮生。自此以后,遇有医士缺额,也由太医院呈报礼部补举,不再举行考试。"

医士在未授予吏目的职衔以前,每月和医生、粮生一同在教习厅学习,一月交两次功课,并参加四季的考试。[146]

### (三)教学内容与专业设置

教学内容主要是《内经》《伤寒》《金匮》《本草纲目》等经典著作及各专科有关的书籍。清代太医院中医学生数量较少,各时期不等,一般不超过四十名。[152]这些医学生,除学习外,还在太医院中承担一些缮写和修合药饵的工作。[149]由此可见,在医生培养上,医学生仍是需要学习本草学经典著作的。对于将来从事医疗工作的医学生们,辨药形,识药性,学本草是必须的。

清代的医学分科经过四个阶段的变化,直到鸦片战争后医学更形废弛,各科的考试制度也很不健全。[146]分科经过了四个时期的变化,废除了针灸科,在今天看来,这个决定是错误的,因此清代的针灸方面发展缓慢,且药学始终没有单独设科,直到近代。

**(四)地方医生任用及考核**

据《大清会典》记载,清王朝的地方医学分府、州、县三级。府设正科一人(从九品),州设典科,县设训科,三者都由医士担任[146]。《大清会典》卷六十三《吏部》载,康熙十三年(1674年)规定"医学各官均由礼部查明咨送,并知会太医院",乾隆二十九年(1764年)也规定"医学官均由礼部查明,发给札付,年终时汇造总册咨吏部存案"。各府、州、县愿意学医的人,令地方查明,并将《内经注释》《伤寒论》《本草纲目》三书教给他们,其中如发现有精通医理的人,应呈报巡抚,发给他们路费到太医院参加考试,成绩上等者授以吏目、医士等官职。如年老不能去北京的,留作本省教授,待有缺时即行升补。[146]

对于地方医学的医生,也规定了相应的考试制度。据《钦定大清会典事例·太医院》载,雍正元年(1723年),"令各省巡抚查察所属医生,加以考试。如具有《内经注释》《本草纲目》及《伤寒论》三书的学识,指名提请,授为医学官教授。每省设一员,准予食俸三年,如果'勤慎端方',则贡入太医院授为御医,所缺空额即在本省学医的人内拣选补授。"可见,无论是否单独设科本草学内容始终贯穿于医学教学及考试中。

**(五)老字号药铺与收徒**

清代民间药材贸易不断发展,出现了有名的四大药市,药市发展的同时,药店经营业也逐渐形成。[237]清代商人经营的药店众多,出现有名的大药店,后世称为老字号。如北京同仁堂,"京师药铺著名者为同仁堂,堂主乐姓,明已开设,逾三百年矣。外者人之入都者,无不购其万应锭等以为归里之赠品。"[236]另外,广州陈李济,汉口叶开泰,杭州胡庆余堂与北京同仁堂齐名。这些药店各有经营特色和范围。此时的药店有复杂而严格的规定,从药店开张到店内工作人员,都有相应的规章制度进行约束。如徒弟进入药店,就得出资,然后报名入册,再拜师。[235]这种民间药铺徒弟进入药店就得出资,类似于今天的学费,报名入册类似于学籍管理,且有拜师仪式。民间药铺的师带徒也是药学知识的传承途径之一。

### （六）通俗读物与医药教育

清代一批医家编撰了许多医药学入门书籍和医学通俗读物，这些著作深入浅出，简明扼要，便于诵习，通俗易懂，对于普及医药学教育，辅助教学，都起到很好的促进作用。同时，还有专门收集各家医案的著作，如魏之琇的《续名医类案》（1770 年），尤在泾的《静香楼医案》（1729 年），叶天士的《临证指南医案》（1746 年），徐灵胎的《洄溪医案》等。[141]这些医案记录了许多名医丰富的实践经验，对学者理论联系实际，具体掌握诊治疾病的理、法、方、药帮助都很大，也为教学提供了较丰富的参考资料。[152]

## 小结

（1）明代的本草巨著《本草纲目》，对世界影响巨大，译本甚多，使当时我国科学，特别是药学方面，居于领先地位，该书成为清代医学教育的教材和考试蓝本。清代本草著作《本草纲目拾遗》和《植物名实图考》，皆体现了自然科学的倾向。

（2）明代世医制度，稳定了医生队伍，促进了医疗经验的继承和总结，推动了学术门派的产生，造就了一批著名的家传世医，但从另一个角度看，世医制度也在一定程度上制约了医药创新，阻碍了医学的发展。明代的地方医学教育普及并发展迅速，取得了一定的成绩。

（3）明清时代的医学教育分科中，医学与药学还是没有分开，药学并没有独立设置，但是在医学各科的学习中，本草学知识都是必修课程之一。明代要求各科学生研习《神农本草经》为通读课本，清代的医学教育和医学考试中均要求《本草纲目》内容，对药学知识的传承起到了积极的作用。清代老字号药铺的师带徒，在某种程度上促进了药学知识的传播。

# 第七章　近代药学教育

　　18 世纪末至 19 世纪初,中国封建制度日趋衰落,经济停滞落后,阶级矛盾日益尖锐。与此同时,西方资本主义国家迅速发展,他们为了掠夺资源,寻找市场,相继入侵中国。1840 年鸦片战争爆发,从此,中国沦为半殖民地半封建社会。

　　鸦片战争以后,中国社会经济发生了急剧变化,我国的科学文化也打上了半殖民地半封建的烙印。帝国主义入侵中国以后,紧接着一批传教士和医生也纷纷被派到中国,到处修教堂、办医院、设学校、办报纸、极力宣扬帝国主义的文化,与此同时,也为我国人民防治疾病和医药卫生事业的发展发挥了积极的作用。洋务派开始主张学习西方的科学技术,提出"中学为体,西学为用"的口号,这一时期,我国医学也具有这一特点。这段历史时期,由于西医的传入,出现中西医两种体系,医药学教育也出现了传统的中医药教育与现代西医药教育并存,且互相渗透的局面。

## 第一节　西医来袭

### 一、西方医药学的传入

　　关于西药传入我国开端的标志性事件,药学史家们观点不一。15 世纪末,随着东西方贸易航道的开辟,欧洲近代医药书籍也传入我国。公元 1606 年,《泰西水法》中记载"凡诸药系果、蓏、谷草诸部具有水性,皆用新鲜物料,依法蒸馏得水,名之曰露"。张仲礼先生在其主编的《上海近代西药行业史》中称此为"西药制药法最初传入中国的开始"。清康熙三十二年(1693 年),爱新觉罗玄烨曾患疟疾,得传教士洪若翰(Joames Afontaney)献洋药金鸡纳而治愈之。[13]19

世纪以前,虽有外国人到中国传教兼从事医药工作,但为数极少,在临床治疗技术上也并不优于中医,未引起国内的注意。[13]

直到 19 世纪 50 年代,鸦片战争之后,清政府签订了各种不平等条约,西方各国大量派传教士和医生来到中国,先后在澳门、广州等地设立诊所,开办医院,出售西药。先在广州、厦门、福州、宁波、上海五口商埠建立外国教会办的诊所、医院,并陆续在我国各省市建立。[79]教会医院的建立,不仅成为西医传播的重要基地,也为我国建立医院提供了示范。这一时期,很多西方医药学著作被翻译、传播,甚至被定为医药学教材,西医西药开始在我国传播。[13]

西医药书籍相继被编译成中文出版,对我国近代药学的发展起到了推动作用。近代早期比较系统地介绍西方医学知识的书籍,首推英国传教士医生合信先后编译的《全体新论》《西医略论》《内科新说》《妇婴新说》等著作。[13]此后,译著西医书籍较多的还有美国人嘉约翰。他于 1859 年出版了《论发热和病》一书之后,先后编译了《化学原理》《西药略说》《西药名目》等 30 多部著作。此外,还有英国人德贞、傅兰雅等也编译出版了一些科技书籍,对于西方医学在我国的广泛传播产生重要的影响。[13]

这些西药书,在当时一方面起到传播西药知识的作用,另一方面也推动了一些人尝试中西药汇通的研究和实践。辛亥革命后,随着回国留学生数量的增多,从事现代医药的人越来越多,书籍出版也随之增加,西医药学日益形成我国一支独立的医学技术力量。[13]

## 二、教会医学校的成立

鸦片战争以后,根据《中美望厦条约》《中法黄埔条约》等有关条款的规定,英、美、法等国侵略者有权在我国通商口岸建造教堂、医院和学校,于是教会医院在我国日渐增多。[13]为了解决教会医院对大量医生的需要,由教会出资兴办的医学校相继设立。[79]

开始时,传教士并没有想到要办医学教育,他们仅仅是为了医疗上的需要,在医院或诊所招收 1～2 名生徒,课以浅近的医学知识,目的是训练他们担任护理工作或传教士。[146]据 1897 年尼尔调查,当时的教会医院培养的生徒数量极少,在 60 所教会医院中,有 39 所兼收徒生,其中 5 所招生人数超过 10 人,其余为 2～6 人,平均每所 4 人,当时认为已毕业的约 300 名,肄业生约 250～300 名。

这种学徒式的训练方法,成效不高,算不上正规的医学教育,而且培养出来的人既不能满足当时医疗上的需要,又不能达到政治上的目的。[79]美国医生伯驾在一篇报告中提道:"早就感觉到在中国训练青年医药人员的重要性了,……被这样教育出来的青年将逐渐在整个帝国博散开来,……也将增加那些他们从之而学习这门技术的人们的威信,……这种影响将是无形的,但却是强有力的。"[208]从此,招收学徒的办法逐渐发展成为开办医学校的方式。1866年,广州博济医院内建立博济医学校,由我国最早留学英美、学习西医的黄宽教授解剖学、生理学及外科,嘉约翰执教药物化学,关韬教临床各科。[79]嘉约翰因教学上需要,翻译《化学初阶》《西药略释》等书,作为医学校的教材和参考书。[146]其后,各地教会和教会医院也陆续建立了医学校。当时,在华的主要教会大学先后设置医学系或医学院,或在教会医院的基础上创办医学院和附设护士学校,从此教会医学校在我国迅速发展起来。据统计1900—1915年在我国先后建立了教会医学院校23所,护士学校、药科学校、助产学校等36所。[79](表7-1 晚清时期外国教会在我国设立的著名的医学院校)

表7-1 晚清时期外国教会在我国设立的著名的医学院校

| 校名 | 地点 | 开办年份 | 创办机构(主持人) | 备注 |
|---|---|---|---|---|
| 博济医学堂 | 广州 | 1866年 | (美)嘉约翰 | 后改为博济医学院南华医学院 |
| 圣约翰大学医科 | 上海 | 1880年 | 美国对公会 | 1914年改医科为医学院 |
| 广济医学专门学校 | 杭州 | 1884年 | 苏格兰安立甘会梅腾更 | 1956年停办 |
| 苏州女子医学校 | 苏州 | 1891年 | 美国监理公会 | 1919年停办 |
| 广东女子医学校 | 广州 | 1898年 | 女子部美国长老会 | 1902年改名夏葛女子医学院 |
| 大同医学校 | 汉口 | 1903年 | | |
| 协和医学校 | 北平 | 1906年 | 英美五教会及伦敦医学会 | 1915年改名北京协和医科大学 |
| 金陵大学医科 | 南京 | 1908年 | | |

表 7 - 1（续）

| 校名 | 地点 | 开办年份 | 创办机构（主持人） | 备注 |
|---|---|---|---|---|
| 青岛特别高等专门学堂医科 | 青岛 | 1908 年 | 美国基督教会 | |
| 共合医学堂 | 济南 | 1909 年 | | |
| 华西协和大学医学院 | 成都 | 1910 年 | 德国 | |
| 协和女医学院 | 北平 | 1911 年 | 英、美、加拿大 | |
| 南满医学堂 | 沈阳 | | 日本 | 后改名南满医科大学 |

　　20 世纪以前，教会所主持的医学教育，无论是过渡形式的教学，还是初具规模的医学校，教学格局基本类似，只是程度深浅不同而已。[13]教学体制当时受英美教学体制影响，尤其受英国爱丁堡医学院的影响最大。[146]那时在华的许多著名传教医师如德贞、马根济等都是来自爱丁堡，中国有相当部分留学生，如最早的医学生黄宽即毕业于爱丁堡医学院。西医和西医教育系统的传入，也将比较先进的医学理论、医疗技术以及医学教育思想和方法引入我国，打破了清王朝长期以来闭关锁国的局面，这对我国的医学科学和近代医学教育体制的确立，具有一定的促进和推动作用。他们的大部分成为各主要医学院校的骨干，成为传播西医的主要力量。[146]

## 三、我国自办的西医院校

### （一）晚清时期的医药学堂

　　我国学习西方医学的开端[152]，始自我国第一个仿照西洋自办的医学堂——同治四年（1865 年）北京同文馆，其所设的科学系有医学科学之研究。这是我国近代最早的官办医学校。

　　光绪二十四年（1898 年），奉上谕创办京师大学堂，在专门学中设立卫生学（包括医学）。在京师大学堂章程概略中规定（1901 年）："大学专门分科课目中，医书列于第七，下分医学及药学两目。"此章程于 1903 年废止，又于该年颁布《奏定大学堂章程》将大学分为八科，其中"第四科为医科，分两门，一为医学，一为药学。大学分为本科和预科，本科学制三到四年，预科三年。"（《＜奏定大

学堂章程 > 关于医学和药学的章程》药物学门科目见表 7 - 2。）虽然这部章程规定很简单，还存在着明显的缺陷，但是，它标志着我国对医学教育有了正式的制度规定。[146]

表 7 - 2 《 < 奏定大学堂章程 > 关于医学和药学的章程》药物学门科目

| 主课 | 第一年每星期钟点 | 第二年每星期钟点 | 第三年每星期钟点 | 主课 | 第一年每星期钟点 | 第二年每星期钟点 | 第三年每星期钟点 |
|---|---|---|---|---|---|---|---|
| 中国药材 | 3 | 0 | 0 | 植物分析法实习 | 0 | 4 | 0 |
| 制药化学 | 3 | 0 | 0 | 生物学习 | 0 | 10 | 0 |
| 药用植物学 | 1 | 0 | 0 | 有机体考究法 | 0 | 0 | 2 |
| 分析术实习 | 10 | 0 | 0 | 调剂学 | 0 | 0 | 1 |
| 制药化学实习 | 6 | 2 | 0 | 检验化学实习 | 0 | 0 | 6 |
| 植物学实习及显微镜用法 | 1 | 0 | 0 | 卫生化学实习 | 0 | 0 | 6 |
| 生物学 | 0 | 4 | 0 | 调剂学实习 | 0 | 0 | 5 |
| 检验化学（日本名裁判化学） | 0 | 2 | 0 | 药方使用法实习 | 0 | 0 | 4 |
| 卫生化学 | 0 | 2 | 0 | 合计 | 24 | 24 | 24 |

　　1903 年京师大学堂增设医学实业馆，招生数十人，教授中西医学，1905 年改称京师专门医学堂，学校的章程主要抄袭日本大学的学制，医预科 3 年，医科 3～4 年[146]。1906 年，医学馆加习 2 年，学制改为 5 年，所有加习课程博采东西各国之长，并由政府的学部核定[146]。当时，学部尚讨论中西医分教肄业问题。学部认为："中西医术各有独到之处，奏定医科大学章程，于中西医学必令兼营，未尝偏废，惟中西医理博大精深，融会贯通，必俟诸已入分科大学之后；下此，则

兼营并鹜,学者辄以为难,诚有如该御史所陈者。"1907 年,建议将医学馆改为专门医学堂,中西分科肄业[79]。各以深造有得、切于实用者为宗旨。其应如何补习普通,偏设课程,酌定年限,由学郡道员详议。但该馆于光绪三十三年(1907年)又决定停办,在校学生全部送日本学习。[146]

此外,洋务派也曾开办过一些军医学堂。光绪七年(1881 年),李鸿章在天津成立了北洋军医局,光绪十九年(1893 年),改名为北洋医学堂[79]。学制四年,不分科,教员多为英人,并以英语医书为课本[146]。课程设有解剖、生理、内外科、妇产科、皮肤花柳科、公共卫生、眼耳鼻喉科、治疗化学、细菌学及动植物学[146]。

光绪二十八年(1902 年),袁世凯在天津开办了北洋军医学堂,学制四年,光绪三十二年(1906 年)改名为陆军军医学堂,次年增设药科,学制为三年。这是我国最早设立的陆军军医学校,也是近代药学教育独立于医学的最早记载,是我国近代药学教育的开端。[13]

自鸦片战争以后,由于帝国主义的入侵,西洋医学传入我国,传统的中医教育日渐衰败,随着洋务运动而兴起的国人创办的医学堂,也大多仿照西方和日本[146]。晚清时期我国设立的著名的西医院校见表 7-3。

表 7-3　晚清时期我国设立的著名西医院校

| 校名 | 地点 | 开办年 | 创办人 | 备注 |
|------|------|--------|--------|------|
| 北洋军医局 | 天津 | 1881 年 | 李鸿章 | 1893 年改名北洋医学堂 |
| 北洋军医学堂 | 天津 | 1902 年 | 袁世凯 | 1906 年改为北洋军医学堂 |
| 京师大学医学实业馆 | 北京 | 1903 年 | 孙家鼐 | 1905 年 2 月改建医学馆 |
| 广东随营军医学院 | 广州 | 1905 年 | 岑春萱、周馥 | 后改名新军军医学馆 |
| 同济医工专门学校 | 上海 | 1907 年 | 德人宝隆氏 | 1917 年由国人接办 |
| 广东光华医学专校 | 广州 | 1908 年 | 陈衍芬 | 1928 年改组为广东光华医科大学 |
| 广东公立医科专门学校 | 广州 | 1909 年 | 广州绅商 | 1926 年秋改为国立中山大学医科 |

**(二)契机——两次学制改革**

中国近代学制的产生与发展,是中国教育近代化的一个极为重要的方面。

客观上讲,中国近代的西医教育,需要制定学制、统一课程。但是由于中国西医教育自身的特点民国初期几乎都被各帝国主义国家把持、操纵,各自为政,中国官学的学制规定很难对其产生影响。[209]

1. 1912—1913 学制[209]

1912 年,南京临时政府成立,教育部于 10 月公布《大学令》(壬子学制),1913 年经修改称壬子癸丑学制,壬子癸丑学制规定在高等教育阶段不分级,设立大学。大学实际分为预科、本科、大学院三个层次。其中,预科三年;本科 3 ~ 4 年,分为文、理、法、商、医、农、工七科;本科之后设大学院,不定年限。本科毕业生授予学士学位,这是我国最早建立的学位制度。另外,在主系列之外的各类学校中,还设有与大学平行的专门学校,包括医学、药学。医学 51 门,药学 52 门。后又颁布了专门学校规程,医学 48 门,药学 31 门。这个学制一直执行到 1922 年北洋政府公布《壬戌学制》。[209]

1915 年 9 月,北洋当局又公布高等文官考试命令,凡在国外高等学校修习各项专门学科 3 年以上毕业并获得文凭者,皆可参加考试。考试分为一、二、三、四等。报考医科的第二试为基础医学,第三试为临床医学。报考药科的第二试为物理、化学、调剂学、生药学、制药学等科目,第三试为各科实际操作。[209]

2. 1922 新学制[209]

"壬戌学制"又称"1922 学制"或"新学制",此学制把大学分为四个层次,即大学:可设单科或多科,取消大学预科,学制 4 ~ 6 年,医科规定至少 5 年;专科学校:学制 3 年,如超过 3 年,与大学待遇同;大学、专科学校:可设立专修科,年限不定;大学院:招收大学学院本科毕业生,年限不定。[209]

新学制的颁布和实行,对医学教育规定了修业年限与必修科目。从此,我国的医学教育开始纳入正式的教育系统。

1926 年,教育部为了统一全国医校课程,更定新制,废去在大学 2 年的预科。将原定 5 年的医学课程改为 6 年。医科一年级,兼授各种预备科目,使高中毕业生可以直接入医学正科。新制颁布后,许多学校开始采用,以便直接接收高中毕业生而增加学生人数。但也有极少数医学院坚守其造就程度高深医师的主张,仍沿用预科。[209]

3. 两次学制改革对医学教育的影响

1930 年的医学教育委员会决议:医学院为高中毕业后学习 6 年;医学专科

学校为高中毕业后学习4年。以当时在上海的医学院校为例，其修业年限各不相同，5年者为上海女子医学院（1924年成立）、圣约翰大学医学院；6年者为震旦医学院、同德医学院。但6年制的都包括先修科的课程在内。据1933年做的统计，从入学资格上有四种不同规定；修业年限更是4,5,6,7各不相同，其中北平协和医学院是8年制。由此，我们可以看出，两次学制改革对我国的医学教育实际影响可能并不大。[209]

慕景强氏在《西医往事——民国西医教育的本土化之路》中，分析两次学制改革对我国医学教育影响不大的原因，认为："第一，医学教育的主权还掌控在外国人手里，他们可以无视我们的规定；其次，新学制不符合中国国情，西医教育毕竟在中国发展历史不长，学制的制定者对于我国西医的现状了解不深，一刀切的做法不符合国情。"

但是，中国近代学制酝酿、产生和发展的历史，从一定意义上说，就是一部传统教育制度与西方教育制度冲突交融的历史，西医教育制度在我国从无到有，逐渐融入世界医学教育发展的潮流之中。这一事件本身就给我们提供了许多重要的历史启示，如摆脱自我封闭，走向世界，这是中国西医教育发展的必然之路；学习国外先进经验，必须与本国教育实际相结合，这本身就是一个逐步发展逐步提高的过程。

# 第二节　西药教育

新中国成立以前，我国处于半封建半殖民地社会，药学事业也是十分落后的，药学教育受到轻视、歧视，得不到应有的发展。1902年，袁世凯在天津设北洋军医学堂，1906年改名称为陆军医学堂，内设医、药两科。通常认为，我国近代药学教育自此开始。[13]

药学教育开始时亦采取招收生徒的方式，主要是为教会医院训练调剂人员。后来逐渐发展成为开办中级药科学校或训练班。至于高等药学教育的兴办，则开始于20世纪初，较医学教育为晚。高等药学教育开始时并不是由外国教会举办的，而是由中国政府举办的。[79]

## 一、自强——摸索中创办自己的高等药学教育

1911年辛亥革命后，南京政府成立，教育部公布《大学规程》，其中明确医

科大学分为医学、药学二门。其修业年限,医学门定为 4 年,药学门定为 3 年。《大学规程》同时对医学门和药学门需要教授的课程科目做了明确确的规定,其中要求药学门需教授的科目分为:通习科目、修生药学者之专习科目、修卫生裁制化学者之专习科目、修药化学者之专习科目、修筑工学者之专习科目。由此可知,民国初年,药学教育领域对药学学科的分类和药学人才培养的方向已有比较明确的共识,并制定了相对细化的统一规定,学生在学习完通用科目后,还可以选择一个比较细化的专业方向继续学习和实习,这也是近代药学专业生药学、生药制药学、分析药学、化学制药学等药学分支学科的雏形。[13]

具体而言,《大学规程》中对药学需教授的课程科目规定如下:通习科目共 26 个,其中实习科目 13 个。通习科目包括:无机药化学、有机药化学、药用植物学、植物解剖学、制药化学、卫生化学、裁判化学、生药学、细菌学、药制学、制药比较学、制剂学、定性分析化学及实习、定量分析化学及实习、工业分析及实习、植物学实习并显微镜用法、无机药化学实习、有机药化学实习、制药化学实习、卫生化学实习、裁判化学实习、生药学显微镜实习、细菌学实习、制药化学药品实验法实习、药制生药药品实验法实习、制药学实习。[13]

通习科目之外的细化专业共 4 个,分别如下:

① 修生药学者之专习科目,即生药专业教学的科目,为 8 个,其中实习科目 4 个,包括:植物化学、本国生药学、外国生药学、粉末生药学、植物化学实习、本国生药学实习、外国生药学实习、粉末生药学实习。[13]

② 修卫生裁判化学者之专习科目,近似于现代药品检验检疫专业教学科目,为 6 个,其中实习科目 3 个。包括:卫生化学、裁判化学、细菌学、卫生化学实习、裁判化学实习、细菌学实习。[13]

③ 修药化学者之专习科目,即药物化学专业教学的科目,为 5 个,其中实习科目 4 个。包括:动植物成分研究法讲义、动植物成分研究法实习、元素分析分子量测定法实习、有机体构造研究法实习、新药合成法实习。[13]

④ 修筑工学者之专习科目,近似于现代药剂学和制药工程学教学科目,为 7 个,其中实习科目 5 个。包括:药品工业学、无机性药品制造法实习、有机性药品制造法实习、化学工艺品制造法实习、药剂制造法实习、药品赋形术实习、工场计划及制图。[13]

此外,民国初年,教育部公布《医学专门学校规程》,其中对公立医药专科学校所办药学部规定了学制和科目。即在民国初年,我国不仅在医科大学中有专门的药学教育学科,在当时北京、直隶、江苏、浙江、广东等省市设立的公立医学专科学校中,也有药学部,专门培养药学人才。其修业年限为预科1年,本科3年,并设立研究科,年限为1年以上。《医学专门学校规程》中规定的药学专门学校所教授学科为31个,除德语外,其余理论课和实习科目均包含在上述医科大学药学科所授科目内。[13]

近代中国,在国民政府时期,政府部门虽然颁布了一些教育规程,但政府对药学教育没有做过明确的规定,缺乏足够的重视,加之社会的动荡,药学教育领域的师资严重缺乏,药学教育难以形成体系[13]。

当时高等药学(西药)教育机构(药学校、系或科)的设置较为混乱:有的设在医学院内、有的设在理学院内、有的设在专科学校内;有的是国立、有的是省立、有的是私立(多数接受外国教育津贴)。独立的药学专科学校全国仅有一所,即1936年在南京成立的国立药学专科学校。大部分学校药科根据自己的课程设置安排药学课程,各个学校各自为政。没有统一的学制和教育制度,二年、三年、四年以至五年等不同学制同时并存。既无明确的专业设置、培养目标和一定的培养要求,也缺乏统一的教学计划、教学大纲和本国的教科书[80]。各校系(科)大都直接搬用外国教材,往往因人设课,根本谈不上保证教学质量。[210]然而,不可否认的是,这些药学高等教育机构为我国药学教育奠定了一定的基础,开创了我国药学教育之先河,一些近代药学人才得以涌现,进而建立了对后世有影响的药学教育机构、药学教育体制和药学教育方法。

新中国成立前(1906—1949)我国建立的药科校系累计20余所,其中办学时间较久、毕业人数较多、影响面较大,计有浙江省立医药专科学校药科、国立药学专科学校等8所校系(科)。现按其成立先后分别简述于下:

1. 军医学校药科

我国现代药学教育自军医学校药科始。军医学校创立于1902年(清光绪二十八年),是年袁世凯在天津设立的北洋军医学堂,教授多聘日本人担任。1906年(光绪三十二年),该校改隶属于陆军部,改名陆军医学堂。同年创办药科,招收新生。学生是当时的旧制中学生,由各省保送入学,学制3年。1911年(宣统三年),药科第一届学生毕业,计18人。1912年,该校改名陆军军医学校,1919年迁北京。1928年,药科学制改为4年,招收高中毕业生。1934年(一说 1933 年)迁南京。抗战期间先迁广州,继迁贵州安顺。该校另办专科班,学制 2 年(或 3 年),属该校专科部(药科本科则称大学部),抗战胜利后迁上海,与卫生人员训练班合并,成为国防医学院,内设医科和药科。至 1948 年底,药科(系)共毕业学生 33 届,毕业生共约 400 人以上,除在军队工作以外,多在高教部门、药检单位、药厂、药房等处工作。1949 年新中国成立以后,国防医学院由中国人民解放军接管,改编为第二军医大学,该院药科改为第二军医大学药学系。[211-213]

2. 浙江省立医药专科学校药科

该校原名浙江公立医学专门学校,开办于 1912 年,第一年只招收医科学生。1913 年创立药科,改名为浙江省立医药专科学校。药科创办人为李绳其。药科第一届学生于 1916 年毕业。截至 1939 年,已毕业 21 届(表 7-4 为浙医药科历届毕业生统计),至 1941 年共毕业 307 人(1942—1948 年因中断招生,没有毕业生)。毕业生多服务于药厂、药房及科研、教育、卫生行政单位。抗战期间,该校自杭州迁往浙东继续办学,一度改组为英士大学医学院。后脱离英士大学,于 1946 年迁回杭州,1947 年改名浙江省立医学院,设医学及药学两系。新中国成立以后于 1952 年同浙江大学医学院合并,成为浙江医学院,设药学系。1955 年全国院系调整,该院药学系停办,教师分别调整至沈阳药学院、上海第一医学院药学系、四川第一医学院药学系及南京药学院,在校学生并入上海第一医学院药学系和北京医学院药学系继续学习。[211,212,214-216]

3. 私立齐鲁大学理学院药学系

齐鲁大学成立于 1917 年,由英、美、加拿大等国的基督教会创办,其药科于 1920 年由医学院副教授裴伟廉等人创设,开始时只收该校附属医院及各地医院介绍来的学生,学制 2 年。从 1926 年开始,招收高中毕业生,正式定名为里路大学医学院药学专修科,裴伟廉兼任科主任。抗日战争爆发后,齐鲁大学曾一度由济南迁往成都。至 1941 年 12 月,药学专修科前后毕业学生共 82 人。1941年起改为药学系,隶属理学院,学制 4 年。新中国成立以后,1952 年与国立药学专科学校合并,成立华东药学院(后改称南京药学院,今为中国药科大学)。累计药学系毕业生共 88 人,连同药学专科毕业生共 170 人。毕业生多任职于药学教育机构、医院药房、药厂、卫生机关等。[212,216]

**表7-4　浙医药科历届毕业生统计(1916—1939年)** [211]

| 届次 | 毕业年份 | 毕业生人数 |
|---|---|---|
| 1 | 1916 | 16 |
| 2 | 1917 | 9 |
| 3 | 1918 | 11 |
| 4 | 1919 | 7 |
| 5 | 1920 | 5 |
| 6 | 1921 | 10 |
| 7 | 1922 | 12 |
| 8 | 1923 | 14 |
| 9 | 1924 | 16 |
| 10 | 1925 | 11 |
| 11 | 1926 | 9 |
| 12 | 1927 | 10 |
| 13 | 1928 | 6 |
| 14 | 1930 | 5 |
| 15 | 1931 | 8 |
| 16 | 1934 | 11 |
| 17 | 1935 | 17 |
| 18 | 1936 | 17 |
| 19 | 1937 | 23 |
| 20 | 1938 | 19 |
| 21 | 1939 | 13 |
| 合计 | | 249 |

#### 4.私立中法大学药学专修科

该科建立于1929年,校址在上海,隶属于北平中法大学,但行政独立,经费来源于中法庚子赔款。该校学制定为5年(实际上是4年至4年半)。至1939年,毕业生已有7届,共计82人(表7-5为法药科历届毕业生统计)。毕业生除一部分服务于药厂及卫生机关外,均在医院药房及西药商店工作。该科因得中法庚款之助,每年可派遣官费留学生一二名赴法,由中法大学留学考试委员会于该科毕业生中择优考送。据1940年统计,已有8人赴法深造,先后学成归国者4人。新中国成立以后,该科于1950年同上海医学院药科合并。[211,212,216,217]

表7-5　中法药科历届毕业生统计(1933—1939年)[211]

| 届次 | 毕业年份 | 毕业生人数 |
|---|---|---|
| 1 | 1933 | 13 |
| 2 | 1934 | 16 |
| 3 | 1935 | 7 |
| 4 | 1936 | 8 |
| 5 | 1937 | 16 |
| 6 | 1938 | 14 |
| 7 | 1939 | 8 |
| 合计 | | 82 |

5. 私立华西协合大学理学院药学系

华西协合大学(成都)成立于1910年(宣统二年),曾先后设置医学、口腔、理学文学等学院。药学系于1932年创办(创办初期称为制药系),隶属于理学院,第一任系主任为加拿大人米玉士(Meuser)。成立之初师生较少,设备较简略,以后逐渐发展充实。至1949年新中国成立以后,药学系已有15届学生毕业,共计217人。毕业生中少数服务于高教及科研单位,多数分布于医院药房、药厂或自行经营西药房。新中国成立以后,人民政府于1951年接管华西协合大学,改称华西大学,1953年更名为四川医学院(现为华西医科大学,药学系改为药学院)。1955年山东医学院药学系①的部分师生以及浙江医学院药学系的部分师生调整至该院药学系。[216,218]

6. 国立药学专科学校

该校于1936年成立于南京,是国内唯一独立设置的高等药学教育机构,学

---

① 山东药学院药学系前身为华东白求恩医学院药科,该科系由新四军军医学校药训班改组而成。在1955年全国院系调整中,山东医学院药学系的一部分师生调整至四川医学院药学系和沈阳药学院,一部分教师调整至北京医学院药学系和南京药学院。

制为 4 年,首任校长为孟目的。抗战期间迁汉口,继任重庆磁器口、歌乐山。抗战胜利后迁回南京。该校招生人数在各药学校系中是最多的,新中国成立以前共毕业 9 届,毕业生共 362 人。毕业生服务于全国各大医院、药厂、医药院校和研究单位。新中国成立后该校同齐鲁大学药学系、东吴大学药学专修科合并,更名为华东药学院,1965 年改称南京药学院(现为中国药科大学)。[212,216,219]

### 7. 国立上海医学院药学专修科

该校创办于 1936 年,学制 4 年。第一任药科主任由当时上海医学院教务长朱恒璧兼任,宋梧生任教务主任(宋同时兼任中法大学药科教务主任)。1937 年抗战爆发,校舍和教学设备均遭破坏,学生被迫迁至中法大学药科借读。1941 年太平洋战争开始,该科随同上海医学院迁重庆,至抗战结束,1946 年迁回上海。教师多系兼职。至 1949 年新中国成立时止,毕业学生 9 届,共 62 人,多数留下作该校师资和附属医院的药师。新中国成立后经院系调整,1950 年同中法大学药科合并,1952 年浙江大学理学院药学系并入改名上海第一医学院药学系(现为上海第一医科大学药学院)。1955 年浙江医学院药学系部分并入。[212,215,216]

### 8. 国立北京大学医学院药学系

其前身为北平大学医学院药学系,建立于 1943 年,当时教员大多数为日本人,如加来天民、石户谷勉等,中国教师有赵燏黄、周军声、关克俭等,学制为 4 年。抗战胜利后,1946 年改为北京大学医学院药学系,学制改为 5 年。1948 年第一届学生毕业,共 28 人,1949 年第二届毕业 19 人。新中国成立以后,1952 年改名北京医学院药学系(现为北京医科大学药学院),以后山东医学院药学系部分教师调整至该系。[212,216]

药学校系(科)新中国成立前除以上 8 所外,尚有杭州广济医药专科学校药科[221-223]、北平协和医学院药科、湖南湘雅医学院药科、浙江英士大学药学系[211]、广州夏葛医学院药科、上海震旦大学医学院药科[213]、苏州东吴大学药学专修科[219]、新京医科大学药学部、盛京医科大学药剂师养成所[220]、满洲医科大学药学部[214,224]、浙江大学理学院药学系[215]、江西医学专门学校药科[217]、贵阳医学院药学专修科[210,222]等。抗战期间尚成立有福建医学院药科、私立西北药学专科学校[222,223]、川至医学专科学校药科(太原)[212]等。不过这些校系(科)一般办的时间较短,毕业学生较少,或者是早已停办,影响均较小。下面仅对杭州广济医药专科学校药科等略加介绍。

1. 杭州广济医药专科学校

系由英国人创办,主事为梅藤更,其药科大致成立于辛亥革命(1911)以前,1918 年经教育部批准立案。1925 年"五卅惨案"发生,该校药科学生基于爱国热情,多数离校。1927 年被浙江省政府接收,其在校学生并入浙江省立医药专科学校药科学习,以后即停止招生。该科共毕业 9 届学生,人数计 56 人(一说约 100 人)。[223]

2. 新京医科大学药学部

原名奉天药剂师养成所,于 1936 年创办,校址原在沈阳。初由日本人山下泰藏任主事(校长),后改由野事宽山继任。该所招收中日学生。1939 年由新京医科大学接管,改称新京医科大学附设药剂师养成所,旋又改称新京医科大学药学部,1945 年末全部迁去长春,抗战胜利后解散。该所从建立起至 1945 年共招收 8 期学生,毕业生 330 人,其中日本学生 53 人左右。教师几乎全是日本人。[224]

3. 满洲医科大学药学部

其全名为满洲(或南满)医科大学附属药学专门部,于东北沦陷期间即1937 年建立,学制 3 年,主要招收日本学生及少数中国学生,山下泰藏任主事。自开办至 1945 年日本战败投降,该部共有 7 期学生毕业,共 220 人左右,其中,中国学生约为 64 人,教师全为日籍,教学课程及内容全部按日本国内规定。1946 年,国民党政府接管,改名沈阳医学院药学系。1948 年沈阳解放,东北药科专门学校(系由八路军药科学校一部分师生开赴东北办学而建立的学校)接收沈阳医学院药学系,改组为东北药学院,1955 年浙江医学院药学系和山东医学院药学系并入,改称沈阳药学院。[79]

4. 私立西北药学专科学校

1940 年创建于西安,创办人薛道五。招收高中毕业生,学制 4 年。毕业学生 5 期约 100 人。于 1948 年停办。[79]

1947 年,国民党教育部医学教育委员会药学组曾编制"全国药学校系一览表",见表 7 - 6。

表 7-6 全国药学校系一览表(1947 年 4 月编)

| 药学校系(科)名 | 开办年份 | 校址 | 主管人 | 修业年限 | 实习年限 | 毕业生人数 | 在校学生数 | 备注 |
|---|---|---|---|---|---|---|---|---|
| 国立药学专科学校 | 1936 | 南京 | 孟月如 | 4 | | 362 | 286 | |
| 国立上海医学院药学专修科 | 1936 | 上海 | 朱恒璧 | 3 | 1 | 62 | 33 | |
| 国立沈阳医学院药学专修科 | 1956 | 沈阳 | 袁淑范 | 4 | 1 | 64 | 65 | 其前身开办于1937 年;日韩籍毕业生159 名未记 |
| 国立浙江大学理学院药学系 | 1944 | 杭州 | 孙宗彭 | 5 | 暑假 | | 19 | |
| 国立北京大学医学院药学系 | 1946 | 北平 | 陈同度 | 5 | 0.25 | | 63 | 其前身开办于1945 年 |
| 国立贵阳医学院药学专修科 | 1945 | 贵阳 | | 5 * | | | 5 | |
| 浙江省立医药专科学校药科 | 1912 | 杭州 | 黄鸣驹 | 3 | | 300 | 43 | 毕业生 307 名中包括广济药科特班 14 名;在校生中包括英士大学药学系借读生 16 名 |
| 军医学校药科 | 1902 | 上海 | 吴荣熙 | 4 | 0.5 | 382 | 84 | |
| 军医学校专科部药学组 | 1931 | 上海 | 胡乃钊 | 3 | 0.5 | 101 | 12 | |
| 英士大学医学院药学系 | 1941 | | 叶三多 | 4 | | 30 | | 1947 年停办 |
| 福建省立医学院药学专修科 | 1940 | | 於达望 | 3 | | | | 1942 年停办。曾招收学生 2 班,均已转学 |
| 私立华西协合大学理学院药学系 | 1932 | 成都 | 米玉士 | 4 | 暑假 | 144 | 204 | |

表 7 - 6(续)

| 药学校系(科)名 | 开办年份 | 校址 | 主管人 | 修业年限 | 实习年限 | 毕业生人数 | 在校学生数 | 备注 |
|---|---|---|---|---|---|---|---|---|
| 私立齐鲁大学理学院药学系 | 1917 | 济南 | 斐伟康 | 4 | | 24 | 55 | |
| 私立齐鲁大学药学专修科 | 1920 | 济南 | 裴伟廉 | 2 | | 70 | | 1937 年停办,1939 年恢复,旋又停办 |
| 私立中法大学药学专修科 | 1929 | 上海 | 宋梧生 | 4 | 1 | 204 | 99 | |
| 私立西北药学专科学校 | 1940 | 西安 | 薛道五 | 3.5 | 0.5 | 100 | 86 | |
| 私立湘雅医学院药科 | | | | | | 9 | | 已停办 |
| 私立广济医药专科学校药科 | 1906(?) | 杭州 | | 3 | | 56 | | 1925 年停办 |
| 合计 | | | | | | 1686 | 1054 | |

* 招收初中毕业生(其余各校系招收高中毕业生)

## 二、中国第一批自己的司药人员

在中初等药学(西药)教育方面,新中国成立前各地曾办过一些药学讲习所(如上海药学讲习所、北平药学讲习所)、药剂职业学校(班)(如上海广澄高级药学职业学校、上海东南高级药科职业学校)、药科学校(如江西省药科学校、重庆西南药科学校)以及补习学校(班)等。这些校所(班)主要办在大城市,如上海、北京、天津、南京、广州、武汉、重庆、青岛、杭州、福州、成都、济南、沈阳、南昌等,由私人或药学团体主办[227]。

此外,高等药学校系(科)如国立药学专科学校、中法大学药科、军医学校药科、西北药学专科学校等也办过一些中等药剂班(有的称为高级药剂职业科)、调剂训练班、补习班等。广州夏葛医学院曾附设药剂士学校一所。如表 7 - 7对 5 所中初等药学教育的机构概况加以简单介绍。

表 7 – 7　5 所中初等药学教育机构概况[227][212]

| 中初等药学校<br>（所）名称 | 创办<br>时间 | 修业<br>年限 | 毕业生 | 备注 |
|---|---|---|---|---|
| 上海药学讲习所 | 1936 年 | 1 | 70（第一届<br>毕业生） | 全名为"全国新药业同业公会联合会附设药学讲习所"，招收初中毕业文化水平并曾在医院或药房学习配方 2 年以上者，日间实习，晚间上课。后因故停办，至 1939 年恢复 |
| 上海广澄药学<br>高级职业学校 | | | | 毕业生多任职于上海新药业 |
| 上海药学<br>补习学校 | 1939 年 | | | 药剂生进修的教学组织，学生每晚上课。 |
| 北平药学讲习所 | 1929 年<br>（一说<br>1925 年） | 原定为<br>1 年，后<br>改 2 年 | 900 余 | 自创办时起至 1952 年止办了 13 期。新中国成立后扩建，改名北京市立中级药科学校 |
| 天津药剂<br>生传习所 | 1932 年 | | 80 余 | |

这些中初等药学教育机构，培养对象主要是近代医院的药剂人员，从此，中国有了学习近代医药学知识的司药人员，其意义和作用不可低估[79]。但是在当时的历史条件下，这样的教育机构在当时并不多，且其中多数校所既缺乏办学要求和培养规格，又没有统一的学制和教学计划，师资力量薄弱，教学质量难以保证[79]。但不可否认，这些校所虽办学条件很差，可是由于办学人士的努力，毕竟还是为我国药学事业培养了一大批可用之才[79]。

## 三、教育规模及质量

### （一）不堪其重的使命

西医西药自进入中国以来，就为教会和外国政府、财团把持，这种情况一直持续到民国。虽然有所改观，但从整个民国期间西医西药的发展看，不论从办学规模、质量,还是从管理方式、方法等方面来看,国人自办院校是无法与外国人所办的院校相抗衡的[209]。

当时国人对西医西药爱恨交加:爱的是西医在解决民众疾苦方面的速效和神奇,恨的是部分西人在医药之外的肆意妄为,却苦于没有行之有效的办法。在国内习西医者积累到一定数量,西医水平达到一定程度后,自办西医院校,压制或取代外人医校的位置便成了国内医界人士的梦想与追求。

1913 年 1 月,国立北京医学专门学校从京沪两地招考的第一届新生 72 名到校。1 月 20 日,学校举行第一届开学典礼。教育部次长董鸿祎前来参加。校长汤尔和致辞:"医校目的,自主观言,在促进社会文化,减少人民痛苦。自客观言,西来宗教,都藉医学为先驱。各国的医学集会以及印刷物中,没有我们中国人的地位,实在是一件最惭愧不过的事。所以这所学校,不仅给诸位同学一种谋取职业的本领,使你们能挣钱,实在是希望诸位负起促进文明,用学术来和列强竞争的责任……"[209]在汤校长的讲话中可以看出,国人自办院校自一开办,就肩负着发展中国医学科学之外的使命,也就是说,自办医学校的目的除了是为了在中国发展西医科学,解决广大民众疾苦外,还担负着"促进文明",收复列强强占的"失地",为国人争得地位的使命,同时还肩负着建立民族自信心的使命。

正是由于国人自办院校肩负着太多的西医本身之外的使命,使得本不成熟的中国西医在发展过程中更加脚步步履维艰。

### (二)药学人才数量和质量

新中国成立前,由于条件的限制,各级药学(西药)教育的规模一般都较小。高等药学校系(科)每年招收的学生多数为一二十人,个别校系招生较多(如中法药科曾一年招收 60 人),但毕业时人数大都下降很多。有的药学系(科)一年只招收几个学生;有的名义上是一个专科,而实际上仅办了一个班,只毕业了四五个学生,因此培养出来的人数很少[79]。据 1949 年统计,当时培养出来的药师累计不过 2 000 人,到卫生部门登记领取执照的药师仅 484 人,药剂师 2 873 人[79]。

当时早期的中国西药人才的培养都来自国外或国内的外人所办的医校,靠这一批人才办学是很难超越外人办院校的,这和现在学术上讲的"近亲繁殖"相类似。[209]课堂上用的是外国课本,参考的是外国书籍,教的是外国药品和外国资料。因此,培养出来的为数不多的人才,其中能够自觉地为祖国的药学事业做贡献的人不多。有些人为了多挣几个钱,甚至不惜争着去为外国人效力。有人统计,上海一个大学的药科 1939 年毕业 8 人,其中 2 人在私人药厂工作,1 人在外商药房,1 人在药业公司,2 人留校,1 人去香港,1 人去美国,可见一斑。即使是留学归国的药学博士、硕士,有的也甘心为外商药房或药厂工作。[227]

我国政府办西药教育可以说先天就底气不足。比如说,首先是资金缺乏、然后是设备简陋,最主要的是人才的缺乏,特别是管理人才。[209]综观国人自办医校走过的历史,那是一条曲折坎坷的道路。从创建开始,有很长一段时间处于局势动荡的军阀混战年代。中央政权不断更迭,统治者政策多变,学校无所适从。因而,也就不能从根本上保障办学的规模和质量。

## 四、第一个独立的药学院

在战争时期,中国共产党在革命根据地极其艰苦的环境下,坚持开展药学教育工作,培养药学人才,为革命胜利和新中国的药学事业发展做出了工作[13]。

红军时期,1931 年在江西瑞金开始兴办卫生学校。当时由曾寿蓉等药物教师成立了药剂班,每年招收学生 30 ～ 50 名,毕业后分到各军卫生机构任司药。红军长征后,于 1936 年春在陕北安定县的瓦窑堡镇开办卫生学校,当时招收军医班和军药班。后因战争形势的影响,卫生学校又迁到陕北保安县的康家沟。这时药剂班已经由江西第一期办到第八期。1936 年冬季,经过整顿,药剂班临时停办,改为军医班预备班,加强基础课的教育。[152]

抗日战争时期,医务人员的队伍不断壮大,各根据地先后成立了延安中国医科大学、新四军军医学校、华中医科大学、华东医科大学等十几所高等医药院校。[152]

西安事变以后,卫生学校又开始招收第九期药剂班。1939 年卫生学校改名为医科大学,又扩大招生,药剂班改为药科。1942 年在延安成立了药科学校,医科大学药科分出来合并于药科学校。不久,八路军制药厂也合并到一起,由李维祯任校长兼厂长。[152]

1945 年,随着抗日战争形势的发展,药科学校开赴东北黑龙江佳木斯办校,称东北药科学校。1948 年 11 月迁校沈阳,接收沈阳医学院药学系,改称东北药学院。这是我国第一个独立的药学院。1949 年 8 月复并入医科大学,称中国医科大学药学院。[13]

# 第三节　中医药教育

## 一、中医药教育何去何从

### (一)废止中医之争

伴随着欧美传教医生的活动,西方医学大量传入我国,形成了国内中医、西医两种异质医学体系并存的局面。19 世纪中期到 20 世纪初,一些有改革精神的医家开始尝试将西方医药学与中国传统医药学进行联系、比较,从理论到临床提出了一系列汇通中西医的见解,在不同程度上吸收、融汇并加以运用,逐渐形成了颇有影响的中西医汇通思潮和学派。中西医汇通思潮的形成,为现代中西医结合工作提供了宝贵的经验和教训,对近代中医药学的发展产生了深远的影响。

19 世纪末和 20 世纪初,在中西医汇通思想不断发展的同时,一些当权者和思想极端人士,把祖国医药学当作封建文化的糟粕加以歧视和反对,北洋军阀政府和国民党政府当政,先后发生过 3 次妄图废止中医的事件,从而直接危及中医的生存[78]。北洋政府时期,当时的教育总长汪大燮主张废止中医不用中药,废除中医药的思潮开始萌芽并不断蔓延。中西医由争论发展到对抗,主要是在民国时期。民国元年北洋政府摒弃中医于学制之外,引发了中医界首次抗争请愿活动。1929 年 2 月,余云岫等人提出"废止旧医以扫除医事卫生之障碍案"包括严格限制中医执业,禁止报纸登载介绍中医广告,不准兴办中医学校和中医医院等,并获得通过。这样的提案引起中医界极大的反抗,在这生死存亡的关头,中医界成立全国"医药救亡请愿团"向北洋政府将教育部及各部门提交请愿书,在强大压力下"废止旧医案"未获准施行[78]。其后,以余云岫为代表的反对中医人士,主张中医的理论基础是不科学的,是迷信的,但是中药确实不少是有疗效的,有科学依据的,因此提出"废医存药"论,"研究国药的实效"的主张,抵制中医药运动对中医药事业造成了严重破坏和摧残[13]。

### (二)抗争中积累经验

虽然废止中医中药的提法未能得逞,但是北洋政府时期,教育系统中未将中医教育列入学制系统之内[13]。中西并存时期,中医药教育究竟何去何从?中医药界人士在奋起反抗中,保护了我国的民族医药事业,并探索积累了一些经验。"民国"二年(1913年)神州医药总会晋京恳请提倡中医中药、准予另设中医中药专门学校,1925年全国教育联合会议决请教育部明定中医课程并列入《医学教育规程案》,为我国中医界申请办学立案成功的开始[13]。经过有志于发展中医药事业的医家们的努力,大力创办了中医学校,培养了一批中医人才。当时最突出的当推1917年创办的上海中医专门学校,1931年改名上海中医学院,一直延续到抗战后。该校在近代中医界影响深远,培养了大批中医人才并为近代举办中医学校提供了一套经验。1924年秋,广东中医药专门学校正式开学,该校设备比较完善,方针明确师资较强,所编讲义在中医界很有影响,可谓是近代中医学校中较突出的一所。从1915至1928年,各地兴办的中医院校还有河南中医专门学校、湖北中医专门学校、福建中医专门学校、长沙明道医学校等,可惜未见详细的文献资料。这一时期,我国中医办学教育仍属于起步阶段,有关教学上的许多问题如教材编写、课程设置、学科建设、师资培训、附属医院创办适应临床教学需要等,仍有待发展成熟。[13]

20世纪初我国医学教育领域里出现了各种形式的学校,有西医学校也有中医院校,各个学校的学制和课程设置也不统一,西医院校主要是仿照资本主义国家的教育体制,所用语言也是五花八门,充分反映了半殖民地半封建的特点。纵观这个时期的医学教育,可以说是我国医学教育的转变时期。中西医教育双方都采纳了近代医学教育体制,我国医学教育家在实践中积累了经验,为今后医学教育的近代化准备了条件。[146]

### (三)教育自立之路

1929—1949年,国民政府提出废止中医中药,严重阻碍了中医教育事业的发展。这一时期,虽然教育部与卫计表拟订了医学教育的学制和课程标准,但是各学校仍是各行其是,极不统一;尚无统一编写的教科书,大多学校靠自编讲义,但是符合教科书标准的极少;学制与修业年限也没能尽按定章办理;由于除了陆军军医学校和云南军医学校系官费外,其他学校学费标准越来越贵,绝大多数劳动人民很难再踏入医学校的门槛[13]。于是,中医药界一方面以办学形式进行艰苦的抗争,把兴办教育作为自救的途径,另一方面更加深入地进行医学教育理论与实践的探索,从而丰富充实了近代中医学校教育内容,创出了一条教育自立的道路。[79]

这一时期是我国兴办教育高潮时期,随着教材编写、学科建设、附属医院创办的成功,中医院校在数量上取得了较为迅速的发展。据不完全的统计,全国各地兴办了包括上海新中国医学院、北平医药学校和华北国医学院、四川国医学院在内的中医院校、讲习所或学社共计八十多所[13]。教育在整个中医事业中所处的重要地位,越来越明显地体现出来。但从总体上看,民国后期,西医快速发展,西医疗法得到政府和上层社会的认可。由于得不到政府的支持,中医药及相关教育事业发展仍然相对缓慢[149]。

## 二、坚守"传统"的中药教育

在旧中国,药学教育不发达,药学技术人员非常缺乏,西药培养的人员,不足以满足大众的医疗需要;西方传入的药品虽对疾病行之有效,但是在数量上并不能保证实现大众医疗,而且,虽然起初教会传道士们施药于民,但是后来药品逐渐收费并价钱越来越高,普通大众无力消费,在全社会范围内还是更多地依靠中药来治疗疾病。[79]因此,中药教育是客观所需。初参加药房工作的人员,一般文化水平不高,中药学知识贫乏,这就需要专业技术训练,在当时的教育条件下,传统的师带徒就成为中药教育比较合适的方式。[79]

### (一)"师徒如父子"

中药人员的培养主要靠以师带徒。在旧中国,中药店的徒工(学徒)大多是来自农村的青少年,文化程度不高。下面以北京中药店培养学徒为例,说明中药人员的一般培养过程。

北京较大的中药店,多采用"一师多徒"的带徒方式,因为每批进店的学徒至少也有四、五人,多时可至九、十人,只能采用这种方式。学徒进店后,多数先从斗子房开始学起。学满三年后,大部分留在斗子房,有的要调到丸药房或其他部门。进刀房的学徒可以不经过斗子房,但为数很少。在大型药店,斗子房的学徒可多至 20 人,都称斗子房头目为"师父"(药店经理也是"师父")。每晚是学徒们学习毛笔字或读医药书的时间(纸笔墨等都由药店供给)。练写字多数写一些中药别录、药性歌赋之类,也有兼写《三字经》、《百家姓》、《朱子治家格言》或新体尺牍等启蒙读物的。学徒学习的基本方法是抄书,抄写的蓝本是手抄本。手抄本很多是由以前的学徒(大徒弟)抄写的,学徒们仔细地、一段一段地用毛笔抄写下来,有不懂的地方,及时向师父或师兄(大徒弟)请教。学徒抄写的本本归个人所有。一些文化程度较高的学徒往往不满足于只学习手抄本,还自学《本草备要》《本草纲目》《寿世保元》之类的中医药书籍(这类书籍也多由药店供应)。药店常用药有 500 余种,加上不常用的约有 1 000 余种。学徒们在挑拣、翻晒药材等实践中,三年间一般可以认清 500 余种中药。但要鉴别各种中药的真伪,鉴定药品质地的优劣,却是很不容易的,那需要在以后多年的不断实践和学习中才能逐渐掌握。中药的炮制需要严格遵照传统炮制方法,即"遵古炮制"。需要加以炮制的中药有很多种,方法各异,一个人要想掌握多种中药的炮制方法也是很不容易的,特别是火候难以掌握。学徒三年中一般只能学到一些基本的主要的技术;其他如成药(丸散膏丹等)配制、切药技术等,也都不是很容易就能学会的,学徒期间也仅能学到一些有关的基本知识。至于小药店,同大型药店不一样,不是一师多徒,而往往是一师一徒或二徒,药店掌柜(老板)亲自带一两个徒弟(有子女的带子女,或子女与徒弟同时带)。在这类药店中,掌柜自己多兼"坐堂"(即看病),徒弟抓药,师徒关系常常亲如父子。学徒不仅学药,也兼学医。这种师带徒,多要经过一定的拜师程序。[229]

## (二) 中药讲习所

中药人员大都是通过师带徒方式培养的,通过学校这一途径培养出来的则为数很少。1935 年由于国民党政府卫生署对中药店施加压力,指摘中药店不设中药师,配制方法不科学,北平市国药业公会为了使中药业的经营得以维持下去,在中医的协助下,开办了北平中药讲习所。先是委托中医雷震远代管,1940年后药业公会收回自办,改名为北平市国药业公会中药讲习所。当时北平市卫生局对于办讲习所提出两个条件:一是要开设日文课,取得日本占领当局的同意并接收监督;二是要学习西医药知识,增设一门公共卫生课。国药业公会一一照办,于是讲习所便在故宫的西朝房开学。名中医汪逢春任名誉所长,国药业公会会长杨彦文、刘一峰先后任所长。开设的课程尚有中药学、制药学(均由杨书澄讲授)、中医诊断学、中医病理学、中医处方学、国语(主要讲古汉语)等。共办了 4 期,培训 400 余人。学制前两期一年半,后两期一年。学员系招收北平各药材行栈及药店 15 - 18 岁的青年学徒,白天工作,晚上学习。学费由店主交纳。期末考试及格者,讲习所发给毕业证书,卫生局发给中医开业执照,以致后来有些人改业当了中医。[230,231]类似这样的讲习所、讲习班等,除北京外,其他地方也办过一些。[79]

## 小结

(1)千百年来,中国的医药教育都是师承教育为主,近代中国的历史变革,开始使药学教育发生变化。尽管近代药学事业处于萌芽阶段,受到"西学东渐"的影响,传统的中医药体系受到西医西药的强烈撞击,然而近代药学教育开始出现,即使其高等、中等、初等教育的机构还不能形成体系,但是却奠定了药学教育的基础,培养出来的药学人才对医药事业发展起到了积极的作用。

(2)近代药学教育机构,有些是国外教会以文化渗透等不纯目的兴办的学校,有些学校的教师受到西方药学正规教育的影响,有些学校的教学方法直接来自西方教育体系,其使用的教材多是来自西方,对于长期受到封建影响的国内教育体系而言,受到了前所未有的冲击。

(3)在内忧外患,社会动荡的历史环境中,无论是药学教育的规模还是培养出的人才及教育方法和手段,都尚不足以满足中国药学的发展和社会的需要,这些药学教育还是初步的,处于探索阶段,多数药学专业毕业生缺乏系统的教育,专业素养暂且无法达到更高要求。但不可否认的是,这些药学高等教育机构为我国药学教育奠定了一定的基础,开创了我国药学教育之先河,一些近代药学人才得以涌现,进而建立了对后世有影响的药学教育机构、药学教育体制和药学教育方法。

# 结　　论

本书以时间为序,起于先秦迄于建国前期,对我国药学教育的发展历史脉络进行了较为系统、详尽的梳理,并利用所查找到的资料,对每个朝代药学教育的概况和特点之处从不尽同于以往的角度进行了探讨。通过对每个朝代药学发展概况、药政制度特点进行梳理,可以更清晰药学教育的官学与私学的发展背景,通过分析讨论,可勾勒出我国药学教育发展的概况。

## 一、教学模式与教育机构

我国古代药学教育指的是中药教育,我国古代除隋唐以外,药学教育都与医学教育统一教授,没有单独设科,直到近代。近代药学教育包括中药教育和西药教育。

在教学模式上,我国古代药学教育分为官学教育和私学教育。官学教育包括中央官学和地方官学,私学教育包括师承授受和私人办学。其中药业行会组织和民间药铺也对药学知识的传承起到了积极的作用。近代药学教育分学校教育和民间药店的师徒传承。西药教育机构主要是高等教育机构和药学讲习所,各级药学(西药)教育的规模一般都较小,独立的药学专科学校全国仅有一所,培养出来的人数很少。但是,这些药学高等教育机构为我国药学教育奠定了一定的基础,开创了我国药学教育之先河,一些近代药学人才得以涌现,进而建立了对后世有影响的药学教育机构、药学教育体制和药学教育方法。我国近代中药教育机构很少,中药知识主要依靠师带徒的方式得以传承。

## 二、课程与教材

自有了医学传承起,药学知识的传承就已经存在并开始延续了。除唐代培养专门的药学生外,古代医学生的培养中,必修本草知识。本草专著《神农本草经》在药学传承中起了巨大的作用,成为古代医学教育的教科书和医学考试的范本。历代官修本草如《新修本草》《嘉祐补注神农本草》及著名本草经典巨著如《本草纲目》也起到了医学教材和考试蓝本的作用。唐代太医署规定医科学生首先学习《神农本草经》《针灸甲乙经》和《脉经》,掌握基础理论知识后,再分各专业学习。药园生的学习科目中还详列了《神农本草经》《名医别录》及唐《新修本草》颁行后新增诸药,可以看出,唐代医药学教育对最新知识及时汲纳,对权威药典也极为重视。宋代太医局要求学生"三科通十三事",在课程设置上以《素问》《难经》《诸病源候论》《嘉祐补注神农本草》《千金要方》为必修公共课。药学虽未单独设科,但《嘉祐补注神农本草》在编成书当年即被太医局作为考试之用,在入学考试中至少有两题出自该书,甚至规定如本草题目不合格即不能录取,该书对宋代药学知识的传承起到了重要的作用。元代除针科、咒禁科学生外,各科学生必通读《难经》《神农本草经》。明代各科的医学生均以《素问》《难经》《神农本草经》《脉诀》为必修课程。清代的教学内容主要是《内经》《伤寒》《金匮》《本草纲目》等经典著作及各专科有关的书籍。

近代中药学校很少,培养的人员数量也很少,这些学校主要设置的课程有中药学、制药学、中医诊断学、中医病理学、中医处方学、国语(主要讲古汉语)等,还另设日文及西医课程。近代西药教育课程没有统一设置,教材因校而异,大多是外国教材。

近代靠师带徒方式培养的学徒们主要靠抄写背诵一些中药别录、药性歌赋、《三字经》《百家姓》《朱子治家格言》或新体尺牍等启蒙读物来提高中药学知识和自身文化,学徒学习的基本方法是抄书,抄写的蓝本是手抄本。一些文化程度较高的学徒还自学《本草备要》《本草纲目》《寿世保元》之类的中医药书籍。

### 三、印证与发现

在一些具体医事史实方面,本书也有所发现。如传统医史研究多认为,"医署"始设于南北朝或隋,然而笔者发现在《晋书》《宋书》《南史》中均有"医署"之说。从文献史料的事实中,笔者印证了医署当始设于西晋。又如过去只知道唐代于京外设皇家药园培养药园生,但经查找资料,笔者于《读史方舆纪要》中发现东晋始设药园的记载,东晋时"药园"或"药圃"应是皇家种植草药之地,晋末刘裕在药园筑"药园垒"以抵抗孙恩起义军。这是目前我国历史上设置药园最早的记载。

## 四、中国传统医学缺乏医药分工产生的基壤

中西方的药学教育最初都是同医学教育统一进行的。药物本身是治病应用的工具，药物是离不开医学而孤立存在的，因此药学教育是医学教育的必然内容，凡是医生必须懂得如何用药，所以医药教育统一进行教授是有存在道理的。西方药学教育却在中世纪时就脱离医学教育而成为独立的学科。中国除唐代药学教育单独设科外，医学与药学教育一直合流教授，其原因是多方面的，但笔者认为最主要的是中国传统医学缺乏医药分工产生的基壤。所谓"医药分工"指的是医药之间的分工合作，其知识体系要求是开放式的，其管理和学说要求是规范化的，这是医学与药学独立的基石。而中国传统医学的情况则比较复杂，一方面的确出现了医药分工，一方面名医们对此又持消极态度，诸多名医名家视医与药为不可分割的整体，甚至药材有时还被赋予神秘主义的色彩，认为"争价"这种市井行为会破坏药材的神秘特性进而影响药性。在这种思想背景下药材交给市井之人、脱离医人掌控被视为是不可思议的。即中国传统医学对医药分家缺乏思想动机。其次，中国传统医学一直到明清时期都没有改变技术保密、医人之间互相封闭的状态，他们的知识是来自于家传或者师徒相授，对于个人技艺和经验有强烈的保密意识，对于医药分工也有部分人持保留态度，而且"医者意也"也与规范化技术要求相背离，而近代意义上的药学专业必须实行标准化管理、知识体系应是开放式的。另外，中国传统医学的"辨证施治"诊疗模式重视患者个人情况的调查，重视自然环境、气候的影响，重视个人体质的影响，同病不同治，同药不同病，以人为中心，而不是以病为中心，也拒绝规范化。所以，中国这块土地上若没有外来因素刺激是不可能诞生真正意义上的药学专业的。

# 附录　外国药学教育
# 发展史概要

## 一、古埃及至罗马时代的药学知识

西方药学可以说是由古埃及、巴比伦、希腊、罗马,甚至美洲、欧洲的用药知识以及经验所统合出来的结晶。

### (一)"庙宇学校"

埃及是人类历史上最早出现阶级和国家的地区之一,它的历史包括从美尼斯统一(公元前 3000 年左右)到希腊征服(公元前 332 年)这样一个漫长的历史时期。这个文明古国创造积累了丰富的药学知识。

我们对古埃及医、药学教育的了解,可以借助于"纸草文"。古埃及的"纸草文"是书写在草本植物根茎上的文字,尽管当时尚没有药物专著(本草专著),但已经出现了保存大量处方的"纸草文"。比较著名的与医药相关的纸草文有七份,这些纸草文除了介绍医学理论、妇科和外科的治疗知识以外,还介绍了多种药物,从中得知古埃及在治疗上用药已达数百种,药品的采集、配制和管理已相当专门化。[124]

古埃及的医学起源于巫术和宗教。传说中,印何阗被描述成患者之神。他在教育方法和学习方法的传播上也具有重要的地位。在布雷斯特德(Breasted)所著的《埃及历史》一书中提道:人们在几个世纪后依然传唱印何阗的格言警句,足以印证知识可以口口相传。[114]选拔医学生的唯一标准是勤奋和才华。[115]这个时期还没有严格意义上的学校,医学知识的交流一般在"庙宇学校"中进行。[114]教士医生级别最高,世俗医生次之。他们拥有读书写字的能力,这在当时看来是极其重要的一项能力。学生们的学习由这些教师监管。教学完全按照圣书进行,这些圣书的内容涉及药物。药物学的课程涵盖各类药物,包括煎剂、输液、止咳药、药丸、栓剂、软膏和滴眼液等。庙宇的附属建筑被称为"生命之屋"。尽管庙宇并非正规医学院,却起到了文献编辑和整理中心的工作[116]。

### (二)希波克拉底与古希腊药学教育

公元前8—前6世纪兴起的古希腊是欧洲首创文明的古国,它的文化对以后欧洲各国的发展有很大影响。古希腊继承了埃及的药学成就,并把它传给了以后的罗马人,称得上一脉相承。约6世纪,希腊进入发达的奴隶社会,哲学在希腊得到空前发展。人们力图从哲学角度说明宇宙的本质和来源。很多哲学家都是各科学者,他们从事数学、天文学、地理学等学科,不满于宇宙中的一切都是神创造的观点,进而寻求比较科学的解释。[117]

和古代东方不同的是,随着著名医药学家和医学学校的出现,古代希腊医药学逐渐摆脱了巫术和僧侣教条主义,建立起对自然的观察和研究、对人和动物关系的生物学研究方法。希波克拉底(Hippocrates,约公元前460—公元前370年)学派是这一时期的代表人物,其代表作是《希波克拉底全集》(一般认为此书非希波克拉底本人之作,乃其后优秀的医生们收集编撰而成)。[118][119]

希波克拉底是最早确定希腊字 pharmakon 为"药学"意义的人[120]。pharmakon 出现在荷马时期(古希腊由原始社会向奴隶社会的过渡时期),最早代表一种魔力(magic power),指那些能治病或有毒害作用植物所具有的魔力。希波克拉底认为医疗的第一需要是排除体内过剩的体液,他将 pharmakon 演变成为代表有挥下、发汗、催吐、利尿等功能的药物。以后,pharmakon 一词就成了"药学"的代名词。[120]他的著作里对药物有许多论述,强调药物在治疗中的重要作用,讲述正确地保管、采集药物等。

值得指出的是,古希腊医药学开始发展时就已有了专业药物调剂人员,即所谓"切根人"(rhizotomist)。他们帮助医生调制药剂,收集药根,捣碎后制剂。"切根人"后来演变成了药剂师。[121]

希波克拉底的著作是研究古希腊药学教育和学习过程的主要资料来源。在古希腊时期,书籍的稀缺迫使人们转而采用其他传播知识的方式,而格言谚语就应运而生了。药学教育的基本形式仍是口头传授,直到公元前6世纪,开始从口头传授的经验教学逐渐转向经验学习和经典著作学习的结合。[116]这一时期,由于医学教育并无专科分工,且没有真正的课程,所以药学知识的学习也就存在更多的不确定性。[152]在古希腊行医无须通过考试,培训时限也无具体规定,对于行医本身也未设限制条件,重要的标准是医生的口碑(患者的评价)——一个在今天依然适用的标准。[116]而药工、草药工等,这类人员是未受过任何医学训练的人。尽管在荷马史诗中已经提到了有从事救护和掌握植物草药知识的妇女,古希腊妇女在接生方面是内行的,但是绝不能成为医生,奴隶也不被允许成为医生。[152]《希波克拉底全集》中也明确指出,只有具有极好身体和精神素质,以及较高社会地位的人才能学习医学。《医典》中也对医学生也提出了特殊的期望,特别是"加倍勤奋"。[122]掌握够用技巧也是培训医学生的重要内容。整个学习的核心是希波克拉底誓言中体现的价值观。在公元前 400 年的古希腊时期,所谓学校,只不过是在一个地方行医的医生聚集在某一个地方进行经验交流和讨论,确切地说,古希腊时期并没有学校。[152]

### (三)以名师著称的古罗马药学教育

古罗马药学在继承古希腊药学的基础上,又有了新的发展。公元前 510 年左右罗马建立共和国之初,医药学带有浓厚的宗教色彩,认为疾病是神对人的惩罚,病人只有向众神求助;另一方面罗马也存在民间医药,主要采用一些天然的动、植、矿物进行简单的治疗。[116]公元前 4 世纪,职业医生的出现使神话医药学向经验医药学方向发展。随着罗马与希腊的频繁接触,希腊的先进文化进入罗马,希腊医生到罗马访学的数量不断增加,对罗马医药学的影响越来越大。公元前 3 世纪,罗马帝国正式成立,生产的不断发展为医药学提供了有利条件;军事和社会需求为医药学提出了新的要求。[152]公元 1 – 2 世纪,罗马涌现出一批医药学家,并开始出现了根据医生处方调配药物的药剂师(pharmaceutist)。[116]早期的药剂师们应用陶制或石制的研钵、木制的杵或手推碾、磨等用于调配药物,并可制备煎剂、粉剂、浸膏、丸剂、锭剂、硬膏、药栓、擦剂、洗眼剂等多种剂型。[120]

古罗马和古希腊一样,对行医没有关于培训或考试的硬性规定,没有相关的法律规定,医学院也不过是组织松散的机构。[152]要想成为医生,师从一位名医是很重要的一个条件。[116]罗马时期的药物学知识已经相当丰富。庞杂的古罗马医学知识体系中包括营养学、体育锻炼和沐浴、药理学、外科学,预防医学也是常规课程的一部分。军队是医生的一大雇主,医务人员的数量取决于部队规模。植物园负责种植草药。罗马人也从当地人那里学习一些疗法用于自己的治疗。学徒们以观察为主要学习方式。[116]

罗马时期的医、药学教育也以名师著称，其中一位就是著名的盖伦，他完全接受了希波克拉底学派的四体液论，创立了系统的病理学和治疗学，并统治西方医学达 1500 年之久。盖伦最大的特点是医药并重，他根据药物的特点，从被使用药物的质量和数量两方面情况来确定药物的功能。盖伦的药学知识相当丰富，在去各地旅行时很注意探索新的药物，并且强调按照地区、季节和气候来用药。他记述了 540 种植物药、180 种动物药和 100 种矿物药，以及大量的药物处方。他有自己专用的药房，还自己动手配制药物，发明了许多植物药制剂，至今用物理方法提取制备的酊剂、浸膏、流浸膏仍被称为"盖伦制剂"，并一直在使用中。[123]盖伦在认识植物药的观点中，阐述了学习实践的重要性："年轻学生必须仔细观察植物标本，不是一次两次，而是反复观察。因为只有殚精竭虑、全神贯注的学习，才能充分掌握药物的知识。"[116]

盖伦对解剖学非常重视，在《论解剖学》中，对解剖的具体操作记述得非常详细[152]。可见，东西方两种医学不仅在文艺复兴以后分为两个不同系统，从盖伦时代起，就已经截然不同了。

医学家塞尔苏斯著《百科全书》（DeArtibus），其中《论医学》（De re mediea，共 8 册）第五册中论述了药物，将药物分为：内服药，包括丸剂、发汗剂、利尿剂、吐剂、麻醉剂；外用药，包括灌肠剂、敷剂、硬膏剂、做药等。他认为治疗疾病应依靠药物、饮食、锻炼等综合因素[120]。

按重要性顺序，迪奥斯科里季斯在罗马医学教育界排第三位。他的《药物论》（De Materia Medica）一书流传甚广，在印刷术传入欧洲使用之后再版了 70 次。书中详尽描述了如何搜集制备植物，及各类草药的药效。人们从世界各地寻找药物，而且开始建立药用植物园。[116]

在古埃及到古罗马时代，对于未来的医生应当学一些什么，并没有统一的认识，因此医、药学教育不可能用某种单一模式来进行统一，在这一漫长的历史时期，医、药学和医、药学教育实际上存在着某种不确定性。[152]

## 二、"独领风骚"——阿拉伯药学教育

在古罗马帝国灭亡之后和欧洲文艺复兴之前的这段时间，独领风骚的是阿拉伯医学及医学教育。尤其是中国的造纸术传入阿拉伯之后，公元 794 年创建

了首家阿拉伯造纸厂,手稿书写和书籍抄写之风乘势而起,并通过叙利亚和北非传到了西班牙。在此期间图书馆不断涌现,而学生们纷纷涌向学习中心,阿拉伯语由此成为世界通用语言,它对阿拉伯世界医学知识和传授和教学方法的发展,并为以后的欧洲用拉丁语振兴医学教育创造了条件[116]。医药行业逐渐形成,医药学的学术性质有所增强。据记载,当时著名的阿拉伯翻译家胡内恩率领助手在不到五十年的时间里,几乎把所有重要的古希腊医药书都翻译为阿拉伯文,包括《希波克拉底全集》、狄奥斯科里德的《药物学》。[116]

公元754年,阿拉伯人在巴格达城建立了药房,被认为是当时唯一所独立配制和发售药物的专门机构。该城在9世纪前半叶,药剂师开始成为一种独立的职业,阿拉伯丰富的药物资料和药物配制技术的发展促使药物工作专业化的趋向,它对药学的发展起了重要作用[152]。10世纪时伊斯兰地区的所有医院都普遍设有药房。阿拉伯医生吸收了古希腊、古罗马、中国、印度等国的药物和处方,将药物分为基本药、佐药、协助药、替代药,可替代使用的药物两百余种[40]。阿拉伯的药物剂型颇具特色,有糖浆剂、舐剂、软膏剂、擦剂、乳剂、油脂剂、香草冷剂、动物器官浸液、金银箔衣等。[40]

中世纪的阿拉伯医学,医学领域各专业之间,以及同医学密切相关的其他卫生专业之间很难划分出明确的界限,常常是互相渗透,紧密结合[40]。许多著名的医学家不仅是医生,往往又是药学家。如扎哈拉维,他既是药学家、内科医生,又是眼科医生和外科医生。可见,当时的伊斯兰国家不仅出现了专科化医学服务,医学专业和其他卫生专业的专科化服务和培训在一定程度上也得到了发展。[152]

药学专业早在九世纪初就已形成一门独立的学科。当时,由于医院和私人药房及宫廷药房的建立,客观上需要一批受过训练的药学家来主管这些药房,所以对医学同药学的合作提出了更高的要求。[152]毕鲁尼把药学家描绘成是"提供最好和最纯的药物——单方的和复方的药物——并把它制成最符合医生需要的药物"的专业人员。他说:"药学独立于医学,犹如语言和句法独立于作文,韵律独立于作诗,逻辑学独立于哲学一样,因为药学对于医学来说是助手,而不是从属于医学。"[116]因此,他要求对药物学家应当进行专门的训练,使他们能鉴定好药和坏药。他还将药物学与药理学区别开来。为适应药学人员培训的需要,医生同药学家合作,曾写出了许多优秀的药物学著作。第一本有关药物学的著作是沙布尔编写的。这本书不仅为私人药店、医院药房所参考,还被药物学家作为正式的教材用于培训年青的药师。在十世纪,西班牙的拉比也写了一本类似的教科书。泰尔孟德的药物学著作则超过了前两本书,并被作为药学家的指导书。1260 年,开罗的阿泰尔完成了一本详细论述制药技术的著作,并在阿拉伯世界流传了几个世纪。[152]

　　此外,还有一些著名的草药家,内科医生和植物学家也编写了许多有关药物学方面的著作。药学著作的引进和药学教科书的编纂就成为传授药学知识,培训医学生的重要手段。这一时期,对药学教育有较大影响的医学家和医学教育家有:伯克泰苏、麦沙魏、泰巴里和伊巴迪等。其中,伯克泰苏这个世医之家忠诚地保卫了希波克拉底传统,并帮助巴格达修建了医院,培养了许多优秀的医生。麦沙魏的许多著作成为习医人的重要教材,其中有关大麦茶的论文,在中世纪时期受到了高度的评价。有关预防饮食失调引起疾病的论文,以及有关静脉切开、放血、拔火罐的论文,开创了阿拉伯医学的新纪元。伊巴迪的医学著作多达 30 余篇,涉及牛奶、沐浴、药物、胃痛及现在称为胚胎学的有关内容。伊巴迪所写的医学教科书还涉及药学问题,他就单方药和复方药的制备方法、物理性质测试,以及对人体的作用都做了具体的描述。由于伊巴迪对药物学方面的贡献,直到十三世纪阿拉伯医学中有关药物学及药物治疗达到了相当高的水平。[152]

　　9 世纪后期和 10 世纪初,阿拉伯在化学、药物学和制备药物的技艺方面很有成就。中世纪阿拉伯医药学发展达到了顶峰,体现出了许多鲜明的特性。由于吸收了希腊和东方医学的精华,翻译和出版了众多的医药学著作,便有可能为医药学教育提供高质量的教科书。[152]这一时期,药学专业已经成为独立的学科,医药学教育也有自己的特点。

　　第一,以医院为基础的学校是中世纪阿拉伯医、药学教育的主要形式。为了适应教学需要,各医院都拥有藏书丰富的图书馆、专用的课堂、药房,并拥有各种剂型的药物供教学用,因此,在这些学校进行理论教学和实践训练是十分理想的。

　　第二,私人创办的学校由于在社会上享有很高荣誉的著名医生创办,所以前来学习的学生很多。11 世纪前半叶,许多医生不仅是教育家还是药学家、数学家、哲学家和物理学家。

第三,以个人为基础的带徒培训。这类培训方式在阿拉伯世界非常流行,许多有名的医生都招收徒弟习医,甚至在家庭中或宫廷中也常请私人医生传艺。世医之家,通过父传子受,使医学实践代代相传。有经验的医生带领徒弟除学习经典医书外,师傅也循序渐进地向他们讲授课程,并讲授医德、医学的目的和社会性等问题。[152]

在 11 世纪伊朗和伊拉克出现了一位伟大的医学家阿维森纳[125],其在医药学史上占有重要地位,享有"医学之王"的荣誉。他的代表作《医典》,总结了当时传入希腊、罗马、印度、中国的医药学知识和阿拉伯人的医药知识,大约一百万字,全书不仅有病症描述、治疗方法、药物使用等经验,还十分注重编著的逻辑性,因此被阿拉伯和欧洲的学校作为医药教科书使用;此书在 800 年间再版两百余次,直到近代西方医学体系兴起后才被取代。11 世纪,阿维森纳的医药学思想占据统治地位,没有人敢提出异议,医、药学教育走入了盲从古人的误区,实际上成了研究阿维森纳的一门学问,新的进步思想发展受到了阻碍。因此,直到 14 世纪后,世界医学中心渐渐转移到欧洲。[152]

### 三、西方药学的摇篮——意大利

意大利正如其在西方社会文化科学的鼻祖地位一样,它也是培育近现代意义上西方药学和药店的摇篮。[36]

由于发达的经济,这里孕育了早期的资本主义萌芽,出现了最早的药物大规模生产。在 1249 年,威尼斯就在生产汞和朱砂、铅、硼砂、萨尔氨、肥皂、威尼斯松滑石和松节油等化学药。在这里,我们也看到了第一次由寺院进行的工业制药活动,佛罗伦萨的圣玛利亚大教堂因为圣徒制备和出售的蒸馏水和化妆品而闻名。[36]

8 世纪后,在欧洲一些城市如意大利的萨勒诺、西班牙的托利多相继建立了药房,有了药剂师。对于药剂师来说,药典对其的重要性不亚于圣经对于基督教徒的意义。当时药物的复杂和多样,必然要求在药物使用、储存、制备方面的标准化样本,这就是药典前身出现的客观条件。[126]1140 年,世界第一所医学院意大利萨勒诺大学校长要可拉斯编纂了《解毒剂汇编》,成为当时的药物制剂标准。1494 年出版的《the greater luminary》由药剂师 joannes j. manlius de bosco 写成,成为很多国家和城市的用药标准,也是意大利第一个真正由药剂师写成的专著,药师真正从职业意义上与医师比肩。1496 年出版的、由 paulus suardus 写的《Thesaurus aromatariorum》《药剂师的宝盒》是米兰地区的制药标准。1499 年,佛罗伦萨医生和药师行会出版了方剂集《the Nuovo Receptario》是西方后来药店编撰准则的最佳楷模。这种专著手稿的传统在 17 世纪达到顶峰,由威尼斯药剂师 antonio de sgobbis da montagnana iechegn 编撰的专著中包括了综合性的药房管理指南、制药过程和器具等内容。除了"强制执行"这一条件不满足之外,与现代意义上的药典相比,基本上没有差异。此后的意大利,很少有成就影响世界的专著能盖过当时的光芒。[41]

这个时期,意大利也是当之无愧的世界药学教育中心。欧洲许多国家已出现药学行业会,主要活动是维护药店主、药剂师的利益,调节与药师、香料商等矛盾,并开展培养药学技术人员教育。北欧的药剂师和医生如果想获得更好的教育,都会渴望来到闻名于世的意大利的大学,尤其是帕多瓦、博洛尼亚、比萨和费拉拉等大学。[152]中世纪的大学和现在的大学有很大不同,当时的大学中学生或教师团体,他们自然聚集在某些中心组织"university"一词的原意是"一切融合为一"。[152]大约在 9 世纪,意大利的萨勒诺大学就是围绕着医学研究成立起来的,它是西欧医学教育和研究的中心。萨勒诺大学的医学教育中附设有药学课程,那时医师药师还是合一的。[152]该校极重视药物剂量,把它们编成口诀供学生背诵。12 世纪公共药学已在意大利南部、法国和其他欧洲国家出现。13 世纪西西里当局规定,药师必肱经萨勒诺医学考试合格才能配制和佻售药品。这一时期的医院已逐渐脱离宗教,置于市政当局领导,药学成为政府管理的卫生系统的一部分也逐渐演变、发展。1407 年意大利城热那法典对药剂师做出了明确的要求和规定。那时的药剂师已成为法律所认可并对其进行管理的一种专门职业。药房和药剂师的出现和发展标志着医药分业的过程,它们对药学事业和药学科学的发展也起了不可忽视的影响。直到 19 世纪,药房还是药学和化学研究实验室,许多重大的发明来自在药房中进行研究的成果;同时,它还是早期药学教育的学校,培养出很多优秀的药学和化学的科学家,以及合格的药剂师。到了文艺复兴时期,典型的药学教育可以用"1565 年维也纳法规"说明,学生必须在 5 年学徒和 3 年店员之后才能参加一个非常严格的考试,然后才有资格成为一名药剂师,经营自己的药店。可以说,药学从一门手艺变成必须接受强制性教育、实习和考试之后才能从事的职业是从意大利开始的。[152]

文艺复兴时期,意大利除那些古老的医学院外,全国的许多城市建立了大学医学院包括帕多瓦、佛罗伦萨、帕维亚、费拉拉、都灵、卡塔尼亚、墨西拿、萨萨里等大学的医学院。到十七世纪,又有比萨、卡利亚里等大学建立了医学院。这一时期,著名的帕多瓦大学、波伦亚大学和帕维亚大学的医学院对意大利,以致整个欧洲的医、药学教育均产生了极大的影响。[116]

14、15 世纪,发源于意大利的文艺复兴运动为近代自然科学的产生提供了良好的条件。近代科学在古希腊自然哲学的土壤上孕育和生长起来,从古希腊和古罗马的经典中汲取营养,在欧洲文艺复兴的浪潮中迅速发展长大,开辟了天文学、物理学、生理学、化学等一直沿用至今的科学学科。正如美国学者埃伦·G·杜布斯所说,"在世界史上,很少有像科学革命这样举足轻重的事件"[127];文艺复兴宣告了近代科学在欧洲正式兴起,同时成就了药学及相关科学的发展。[152]

## 四、真正的发展

早期的药学教育是由药学行业协会组织的这些行业协会自己设立药学党校和高等药学教育机构,逐渐改变传统的经过三至五年学徒、店员训练进入药学行业的办法。但真正的药学教育则始于 18 世纪。[113]

18 世纪晚期,在欧洲一些国家的药学行业会举办了药学教育,1725 年普鲁士已规定药剂师必须经过通过高等学校考试的制度,使药学工作成为一种科学专业课程。19 世纪意大利要求药剂师必须经过学校的学习和考试。1803 年在法国成立了六所药学高级学校。1841 年英国药学会建立后也建立了药学教育组织。1821 年美国费城开办了药学院,有的州相继也办了药学教育组织。1865年,美国建立学院进入高潮,当时有 83 所不同类型的高等院校建立了药学院。1868 年美国密西根州立大学药学院实行了一套正规完整的药学专业教学计划,成为美国药学教育史上一件具有突破性意义的重大事件。1900 年全美国药学院已普遍采用威士康星大学药学院四年制教学制度,1902 年该校药学院实行对药学研究生授予 PHD 学位,1950 年南加州大学药学院第一次实行授予 phar(m)D. 学位。1932 年美国国会对药学教育成立了一个鉴定机构,它在药学教育标准和改进提高方面做了许多工作,另外美国药学院协会运动组织成立了一个鉴定机构,它在药学教育标准和改进提高方面做了许多工作,另外美国药学院协会组织成立了一个药学研究委员会,研究药学教育的学制、专业教育范围、学位等问题。1960年后多数药学院实行五年制,教学内容越来越趋向临床药学方面,主要是培养药房的药师。欧洲药学教育情况与美国大体相同。[113]

### 1. 美国的高等药学教育系统

美国具有世界上规模最大的高等药学教育系统[128]。其药学教育可分为2类:一类是职业教育,即大学教育,授予Pharm·D·学位,学制6年。另一类是研究生教育,通过Pharm·D·后的教育将药学院的毕业生进一步培养为科研人员和从事教学工作的教师[129]。

Pharm·D·学位课程具有如下特点:Pharm·D·学位有2年的药学预科学习,主要包括生物、化学、数学、物理、写作等基础课程,为进入专业学习打下坚实基础。取得预科学分后,要通过药学院的考试和面试才能进入后4年的专业学习。但允许非药学本科毕业生参加上述考试和面试[130];临床课程始终贯穿于后4年专业课的学习中,而且占有相当多的学时。使学生在校期间就积累了丰富的临床实践经验[4];在毕业时一般不需要论文答辩,但强调临床实践[131];设有学士学位(B·S·)后的Pharm·D·学位教育,使有进修要求的药师可以在职获得执业资格和学位的提升。

### 2. 英国药学高等教育系统

英国的高等药学教育可以分成本科起点教育、硕士教育和博士教育。[133]本科起点的教育提供的学位有药学及相关的科研型学士学位和培养职业人才的药学硕士(Master of pharmacy),简称(Mpharm)学位。英国的研究生教育也分为以上2种模式。其中,接受硕士阶段临床药学教育的学生多为获得药师执照的在职药剂师,一般实行弹性学制,可分为3个等级:学习一定数量的课程,获得规定学分,可获得临床药学结业证(Certificate in Clinical Pharmacy);接着学习一定数量的课程,获得规定学分,可获得临床药学毕业证(Diploma in Clinical Pharmacy);获得以上全部学分,完成硕士论文,可获得临床药学硕士学位(Master of Science in Clinical Pharmacy)。

英国的药学博士教育也有临床药学教育项目,但不多。Bradford大学提供Doctor of Pharmacy(Dpharm)教育,是整个欧洲第1个药学博士学位。和美国的PharmD不同,Dpharm项目是对医院药剂师的在职博士培养。培养目标是提高医院药剂师临床药学服务方面的研究能力。入学条件是:注册药师,有临床药学毕业证或临床药学硕士学位。学习方式是不脱产。课程分为 2 部分:第一部分是通过病例分析提高临床技能,同时确定研究领域、进行文献综述;第二部分是设计、完成研究项目,同时完成博士论文。获得学位需要 4 ~ 5 年时间。[132]

3. 法国的高等药学教育系统

1937 年的法令规定药学教育的学制为五年,其中最后一年为药房实习。1962 年、1966 年及 1980 年药学教育相继进行了改革,除增加了教学时数外,还确定了学习后期的专业化,但未涉及教学内容的改革。1982 年药学教育进行了较大的改革,其目的是为了更好地使教育过程适应职业的需要和大学自治。自1988—1989 学年起,取得"药学博士国家文凭"的学制改为 6 ~ 9 年。专业实践则从第二学年初的 2 个月药房见习开始,到第五、六学年的实习期得到强化。[134]

法国的药学教育通常分为 3 个周期,每个周期为 2 年,第一、二周期包括总共 4 年的理论教育,第三周期为实践阶段,其持续时间根据培养的专业方向具体情况而有所差异[134,135]。法国对药学课程的设置比较少,学生只需要掌握一定的药学理论知识,同时参与较多的实验性课程,并非常注重药学教育在医院药房和工业界的实践,以及重视药学专业学生在药学领域的长期学习。

## 五、日本近代百年药学教育之路

### (一)萌芽(1873—1879 年)

此时期的标志是 1873 年 TOKYO 大学医学院制药系的成立,其目的是为适应不断增长的进口西药的需要培养专业人士。1874 年,明治政府颁布法令管理医疗体系,把调配药品的权利交由药店所有人。条例中明确指出:除传统中草药外,医药行业必须严格执行医药分业。自此,西方医疗服务体系正式在日本登陆[60]。同时,为了推动法案的实施,政府大力宣扬西药的好处、塑造开业者的杰出形象。随之而来的就是大量西药的进口,但由于传统中药长期统治着日本,缺乏懂得西药的药学人才,因此,最初的以现代药学教育为主的药学院校相继成立[59,58,56]。

### (二)初具规模(1880—1911 年)

随着西方医药科学技术传入日本,大批人员被派往英国、德国、法国等西方国家进行实践训练与理论学习,日本医师从东方转向了西方。1880 年,日本药学会(学术团体)成立;1893 年,日本药剂师协会成立(专业团体),顺序与西方国家相反。在此期间,29 所药学院校先后成立。其后有 20 所关闭,原因来自对医药分业的反对,加之不同的国情及长期的中草药传统。[60]1884 年,政府制定了修正案,允许私人开业者调配、发放药品,但需在门诊指导下发放。修正案制定后,带来的两个明显结果是私人发放药品的增加、医学院校毕业生成为私人开业者的增多。开处方和发放药品两项职能合并。1889 年,政府调整药政,医师为患者备药被认可。此时,无论从政治上还是从技术上,药师还处于弱势地位,药学系的建立仅仅是为了为进口西药分类,实验室是药学毕业生最主要的工作地点。[59,58,56]

### (三)初步发展(1912—1944 年)

中日战争和日俄战争之后,日本制药工业开始建立和发展,许多制药企业成立。首批被送往德国学习的药剂师也回到了日本,创立了药学学科,致力于天然药化和有机化学等基础药学领域的研究。疾病的发生、公共卫生问题的存在凸现出药物的重要性,抗生素和化学疗法的发现、有关在维生素与激素等方面取得的研究成果使得药学作为一门科学的重要性得到了认可。在这一时期,17 所药学院校设立,设有药化、天然药化、卫生化学、制药学等学科,建立了以化学为基础的药学人才培养模式。[59,55]

### (四)改革(1945—1960 年)

二战后,日本采纳了驻日美军总部的建议,对教育体系进行了大变革,实行了 6-3-3-4 模式,并沿用至今(见附表 1)。原有的 2 所药科大学和 18 所药学院被重组。至此,全国共计 46 所药学院校,学生数量从 4 000 人增长到 8 000人。[53]1956 年,药学教育体系标准修订,建议药学院校中单一的药学系由药学系、制药系和生药系三个系代替。日本学位项目只设置理学硕士(MS)和哲学博士(PhD),其中博士学位分为大学院博士和论文博士两种,前者为研究生院直接培养,后者只需通过论文答辩。博士学位名称前加上学科类别,如药学称"药学博士"[48]。这是一种以学术型为主的学位体系,研究生教育主要以药物研发为主,尚无应用型专业学位。

附表 1　日本教育体系(药学)

| 义务教育 | | | 药学院校 | | |
|---|---|---|---|---|---|
| | | | | 研究生教育 | |
| 小学 | 初中 | 高中 | 大学本科教育 | 研究生课程 | 博士生课程 |
| 6 年 | 3 年 | 3 年 | 4 年 | 2 年 | 3 年 |

来源:日本药剂师学会

日本《药剂师法》规定:从药学院校毕业的学生有资格参加由卫生福利部举办的全国药剂师执照考试。药学学士成为作为药剂师资格的学位。在这一时期,1949 年,美国药剂师协会出访日本,建议通过立法和教育使医药分业真正得到实施。1956 年,鉴于美国建议,医药分业制度在法律上得到确认。然而,由于多项免责条款的存在,这项制度在日本土壤里没有生根发芽,离普遍认同还有相当长的一段路要走,药师的职责仅仅还停留在调剂药品上。[59,56,45,44]

**(五)快速发展(1961—1983 年)**

在 46 所设有药学系的综合性大学里,国立大学 14 家、公立大学 3 家、私立大学 29 家。每年约有 8000 名新生入学。毕业生中大约 60% 到药厂就业,其余在医院或药房当药师。在此期间,通过教育培养了大批科学技术人员,在引进、学习和再创新他国技术的过程中获得了巨大成功,促进了日本医药产业创新体系的不断完善。1961 年,医疗保险体系覆盖全民,国民的整体健康素质得到了提高。1973 年,日本药剂师协会建议药学教育实行与医学教育一样的 6 年制教育体系,但遭到了教育部大学司药学委员会的反对。1974 年,日本医学会发布了未来 5 年的施政纲领,声明要实施医药分业,食品健康局(The Diet and The Administration)表示赞同,医药分业终于迈出了实质性的一步。1979 年,药事法规颁布,要求保证用药的安全有效。随之,消除 ADR 损害基金法制定,目的就是为了减少人们在药物不良反应中受到的伤害。临床药学服务开始在一些大的综合性的医院实施,同时以蜗牛般的速度向其他医院传播。而在社会药房药师角色的转变微乎其微。[59,56,45,44]

**(六)日本的高等药学教育系统**

在日本,新的药学教育体系有两套并行的学制:一个是 4 年制,一个是 6 年制。重点强调药学是医疗服务体系中的一环。6 年制药学教育主要强调卫生保健药师的培养;而传统的 4 年制课程侧重于药学科学和技术教育,培养药学研究人员和工程师[5]。经过 4 年药学教育后,学生将有两种发展途径。一种将以药师为职业,学生要进入下一步的药学教育(5~6 年级),需在医疗单位实习 24 周,其中社会药房 10 周,医院药房 10 周,同时在进入临床药学实践之前被要求通过资格考试(CBT 和 OSCE),获得 4 周的预科课程学习,毕业后获得药师考试资格;另一种为继续攻读硕士学位,学生获得的将是科学学位而不是药师考试资格。由于日本当前社会对药师职业的巨大需求,目前学生中的大部分选择 6 年制的药学教育,以获得药师考试资格、最终取得执照为学习目标。[3]

# 参 考 文 献

[1] 辞海[M].上海:上海辞书出版社,1980.

[2] 陈邦贤.二十六史医学史料汇编[M].北京:中医研究院中国医史文献研究所出版,1982.

[3] 庞挺,吴春福.日本药学人才培养研究[J].药学教育.2008,24(1):52.

[4] 赵祥麟,王承绪编译.杜威教育论著选[M].上海:华东师范大学出版社,1981.

[5] Starting Up Six – Year Pharmaceutical Education [EB/OL]. http://sciencelinks.jp/j – east/arti – cle/ 200518/000020051805A0773269. Php.

[6] 查啸虎.教育概论[M].北京:中国科学技术大学出版社,1995.

[7] 袁桂林.外国教育史[M].长春:东北师范大学出版社,1995.

[8] 吴钢.全唐文补遗[M].西安:三秦出版社,1998.

[9] 毛礼锐.中国教育通史[M].济南:山东教育出版社,1985.

[10] 梅汝莉.中国科技教育史[M].长沙:湖南师范大学出版社,1992.

[11] 薛愚.中国药学史料[M].北京:人民卫生出版社,1984.

[12] 张鸣皋,等.药学发展简史[M].北京:中国医药科技出版社,1993.

[13] 谢惠民.中国药学史参考[M].北京:人民卫生出版社,2014.

[14] 尚志钧,等.历代中药文献精华[M].北京:科学技术文献出版社,1989.

[15] 甄志亚.中国医学史[M].北京:人民卫生出版社,1991.

[16] 李经纬,林昭庚.中国医学通史(古代卷)[M].北京:人民卫生出版社,2000.

[17] (清)董诰,等.全唐文[M].北京:中华书局,1982.

[18] 毛礼锐,瞿菊农,邵鹤亭.中国古代教育史[M].2版.北京:北京师范大学出版社,1983.

［21］（宋）王溥. 唐会要［M］. 中华书局,1955.

［22］宋史·卷四百六十一列传第二百二十. 简体字本二十四史［M］. 北京：中华书局,1999.

［23］张九龄. 唐六典［M］. 西安：三秦出版社,1991.

［24］王春源,何锋. 人的全面发展与人的教育［J］. 齐齐哈尔大学学报（哲学社会科学版）,2005,2.

［25］李申. 中国古代哲学和自然科学［M］. 北京：中国社会科学出版社,1989.

［26］司马迁. 史记·太史公自序第七十. 二十四史简体字本［M］. 北京：中华书局,1999.

［27］周一谋. 马王堆医学文化［M］. 上海：上海文汇出版社,1994.

［28］司马迁. 史记·历书第四. 二十四史简体字本［M］. 北京：中华书局,1999.

［30］徐松. 宋会要辑稿·职官二二［M］. 北京：中华书局,1957.

［31］司马迁. 史记·田敬仲完世家第十六. 简体字本二十四史［M］. 北京：中华书局,1999.

［32］常存库. 中国医学史［M］. 北京：中国中医药出版社,2007.

［33］李申. 中国古代哲学和自然科学［M］. 上海：上海人民出版社,2002.

［34］朱建平. “岐黄”考释［J］. 中华医史杂志,2002,32(4):200－203.

［35］张志聪. 黄帝内经素问集注［M］. 北京：中国中医药出版社,1999.

［36］埃伦·G. 杜布斯,文艺复兴时期的人与自然［M］. 杭州：浙江人民出版社,1988.

［37］马克思·“中国记事”马克思·恩格斯全集. 第15册［M］. 北京：人民出版社,1965:545.

［38］刘英杰. 中国教育大事典（1840年以前）［M］. 杭州：浙江教育出版社,2004.

［39］吴鸿洲. 中医方药学史［M］. 上海：上海中医药学出版社,2007.

［40］毕开顺. 药学导论［M］. 北京：人民卫生出版社,2010.

［41］吴立坤. 近代西方药学的传入及对中药学的影响［M］. 北京：北京中医药大学,2006.

［42］国外药事管理简介. 中国中医药信息网. http://www.cintcm.ac.cn.

［43］班固. 汉书·百官公卿表·第七上. 简体字本二十四史［M］. 北京：中华书

局,1999.

[44] Yamakawa K,Momose K. Verification for reform of the Japanese pharmaceutical education by some organizations in 60 years,after World War II[J]. Yakugaku Zassh. 2005,40(2):81 - 97.

[45] Brief History of the Japan Pharmaceutical Education[EB/OL]. http://www. nichiyaku. or. jp/e/e2. html.

[46] 司马迁. 史记·秦始皇本纪第六. 简体字本二十一四史[M]. 北京:中华书局,1999.

[47] 职延广. 试论秦始皇对医药学发展的影响[J]. 天津中医学院学报,1989(1):1 - 3.

[48] 梁忠义,绕从满. 日本学位制度的历史与发展[J]. 外国教育研究,1995(1):15 - 20.

[49] 杜佑. 通典·选举五[M]. 杭州:浙江古籍出版社,1988.

[50] 魏征. 隋书. 帝纪三. 简体字本二十四史[M]. 北京:中华书局,1999.

[51] 郑金生. 图说中医·中药[M]. 北京:人民卫生出版社,2011.

[52] 魏征. 隋书·志二十三. 简体字本二十四史[M]. 北京:中华书局,1999.

[53] Pharmaceutical Education—Japan Pharmaceutical Association[EB/OL]. http:// www. nichi - yaku. or. jp/e/e9. html.

[54] 袁文兴等. 唐六典全译[M]. 兰州:甘肃人民出版社,1997.

[55] Yamakawa K. Historical sketch of modern pharmaceutical science and technology (Part4). From the second half of the 19th century to WorldWar II[J]. Yakugaku Zassh,1995, 30(2):75 - 90.

[56] Yakugaku Zasshi Pharmaceutical Terms Reflects the Chang in Practice in Japan. Tomoko Watanabe,Yusaku Ohtan,i Toshinori Yamamoto,Yoshiteru Ida,Yukio Nemoto,and Alexander Bachynsky[J]. The Pharmaceutical Society of Japan. 2005,25(3):271 - 281.

[57] 魏征. 隋书·志第二十二. 简体字本二十四史[M]. 北京:中华书局,1999.

[58] Yamakawa K. Historical sketch of modern pharmaceutical science and technology (Part3). From the second halfof the 19th century toWorldWar II[J]. Yakugaku Zassh,1995,30(1):1 - 10.

[59] Yamakawa K A history ofa hundred years of pharmaceutical education in Japan [J].. Yakugaku Zassh. 1994;29(3):446 –62.

[60] The Culture Matters:PharmaceuticalClinic inAsian Countries[EB/OL]. http://www. ihp. sinica. edu. tw/ ~ medicine/ih/newspaper/The _ Culture _ Matters _ ora. l pdf

[61] 甄志亚. 中国医学史(修订版)(供中医、中药、针灸专业用)[M]. 上海:上海科学技术出版社,1997.

[62] 魏征. 隋书·志第二十三. 简体字本二十四史[M]. 北京:中华书局,1999.

[63] 魏征. 隋书·列传第四十三. 简体字本二十四史[M]. 北京:中华书局,1999.

[64] 旧唐书·职官志,影印本二十五史[M]. 上海:上海古籍出版社,1986.

[65] 甄志亚. 中国医学史[M]. 南昌:江西科学技术出版社,1987.

[66] 王溥. 唐会要. 卷三十五[M]. 北京:中华书局,1955.

[67] 刘振民,李远和. 高等中医教育论丛[M]. 北京:中国地质大学出版社,1992.

[68] 刘昫. 旧唐书·志二十四. 简体字本二十四史[M]. 北京:中华书局,1999.

[69] 中华人民共和国卫计委中医司[M]. 中医文件汇编(1949 –1983).

[70] 宋·孙逢吉撰. 职官分纪卷二八[M]. 北京:中华书局,1999.

[71] 王能河. 魏晋南北朝时期的医学教育[J]. 云南中医学院学报,2006,29(1):43.

[72] 马晓亮,陈萍. 魏晋南北朝时期医学教育与医事制度考述[J]. 锦州医学院学报(社会科学版),2005,3(2):39 –42.

[73] 崔京艳. 清朝传统医学教育研究[D]. 北京:中国中医科学院,2007.

[74] 毛礼锐. 中国古代教育史. 第2版[M]. 北京:人民教育出版社,1983.

[75] 李弘祺. 宋代官学教育与科举[M]. 台湾:联经出版社,2004.

[76] 佚名. 元典章·礼部五·乡贡药物趁时收采[M]. 北京:中国书店,1990.

[77] 张廷玉等明史·志第五十. 简体字本二十四史[M]. 北京:中华书局,1999.

[78] 郑志斌,李经纬,郑金生. 图说中医·中医的历史[M]. 北京:人民卫生出版社,2011.

[79] 陈新谦,张天禄. 中国近代药学史[M]. 北京:人民卫生出版社,1992.

[80] 陈执瑾. 新中国药学教育的发展[J]. 药学通报,1957:5(9):347 – 358.

[81] 中药材生产经营和管理. 中国中医药信息网. http://www.cintcm.ac.cn.

[82] 中国中药协会. 在继承中发展在弘扬中创新中药经济 50 年成就辉煌——中国中药经济 50 年发展(二)[J]. 中药研究与信息,1999,(8):7 – 14.

[83] 《当代中国的医药事业》编辑委员会. 当代中国的医药事业[M]. 北京:中国社会科学出版社,1988.

[84] 彭司勋. 本书编辑委员会. 中国药学年鉴(1980—82)[M]. 北京:人民卫生出版社,1984.

[85] 宋玉茹,等. 我国医院药学的发展过程与趋势概述[J]. 中国医院管理,1998,18(10):50 – 56.

[86] 陈新谦,张天禄. 庆祝中国药学会成立 90 周年[J]. 中国药学杂志,1997,32(10):577 – 578.

[87] 周海钧. 开拓进取再创辉煌迎接新世纪——庆祝中国药学会建会九十周年[J]. 中国药学杂志,1997,32(11):649 – 658.

[88] 谢宗万. 本草文献整理研究二十年. 中国药学年鉴[M]. 北京:北京科学技术出版社,2001.

[89] 王琦,孙立立,贾天柱. 中药饮片炮制发展回眸[J]. 中成药,2000,22(1):33 – 58.

[90] 国家中医药管理局《中华本草》编委会. 《中华本草》[M]. 上海:上海科学技术出版社,1999.

[91] 刘建勋,李欣志. 中药药理研究与中药现代化[N]. 中国中医药报,2005 – 08 – 26(004).

[92] 宋祁,欧阳修等. 旧唐书志. 第二十九职官三[M] 上海:上海古籍出版社,1986.

[93] 吴镭. 药学科学前沿与发展方向[M]. 北京:中国医药科技出版社,2000.

[94] 冯泳. 方剂学[M]. 北京:中医古籍出版社,2003.

[95] 蔡景峰,李庆华,张冰浣. 中国医学通史(现代卷)[M]. 北京:人民卫生出版社,2000.

[96] 白毅. 我国生化药物研究进展喜人[N]. 中国医药报,2002 – 12 – 31(5).

［97］吴镭,平其能.药剂学发展与展望［M］.北京:化学工业出版社,2002.

［98］陆彬.药剂学［M］.北京:中国医药科技出版社,2003.

［99］尹祥敏,于信民.药理学［M］.济南:山东大学出版社,2004.

［100］张远,张力.药理学［M］.北京:北京大学医学出版社,2003.

［101］曾苏,程翼宇.药物分析学研究进展［J］.浙江大学学报(医学版),2004: 33(1):1-6.

［102］张桐兰.药物分析［M］.北京:中央广播电视大学出版社,2002.

［103］丁林生,孟正木.中药化学［M］.南京:东南大学出版社,2005.

［104］杨秀伟.天然药物化学发展的历史性变迁［J］.北京大学学报,2004,36 (1):9-11.

［105］彭司勋.本书编辑委员会.中国药学年鉴(2004)［M］.上海:第二军医大 学出版社,2004.

［106］宋晓凯.天然药物化学［M］.北京:化学工业出版社,2004.

［107］朱潮,张慰丰,等.新中国医学教育史［M］.北京:北京医科大学、中国协 和医科大学联合出版社,1990.

［108］李维祯.中国药学现代史［M］.沈阳:沈阳药科大学内部印行,1982.

［109］李泊溪.中药产业国际化战略［N］.北京现代商报健康100周刊,2005- 09-28(10).

［110］魏德模,等.我国高等药学教育的发展、存在问题及对策研究［J］.药学教 育,2002,18(4):6-8.

［111］卫计委教材办公室.全国高等学校药学类专业第五轮规划教材修订说 明.药事管理学［M］.北京:人民卫生出版社,2003.

［112］苏怀德.我国高层次药学教育概况及改革与发展问题［J］.药学教育, 1994,10(1):15-17.

［113］吴蓬,刘良述.药事管理学的兴起和发展［J］.华西药学杂志,1988,3(2): 117-120.

［114］Breasted'J H. History of Egypt from earliest times to the Persian conquest ［J］. Hodder and Stoughton,1909,117.

［115］Kennethc. Calman. Medical Education Past,Present and Future［M］. London: Handing and Learning,2007.

[116] 肯尼迪·卡尔曼.卡尔曼医学教育史[M].北京:中国协和医科大学出版社,2014.

[117] 洛伊斯·N.玛格纳.生命科学史[M].李难.等,译.天津:百花文艺出版社,2006.

[118] Lawall C. H. The Four Thousand Year of Pharmacy[M] Philadelphia and London:J. B. Lippincott Company,1927.

[119] Edward George U. History of Pharmacy(Fourth Edition)Philadelphia:J. B.[J].Lippincott Company,1976:3－22.

[120] 宋之琪.古罗马的药学及其贡献[J].中华医史杂志,1990,20(2):104－116.

[121] 许光.古希腊药学史初探[J].中国药学杂志,1989,24(8):493－504.

[124] 程之范.中外医学史[M].北京:首都医科大学、中国协和医科大学联合出版社,1997.

[125] 罗伯特·玛格塔.医学的历史[M].李成,译.广州:希望出版社,2003.

[126] 罗伊·波特等.剑桥医学史[M].张大庆,等,译.长春:吉林人民出版社,2000.

[127] 埃伦·G.杜布斯.文艺复兴时期的人与自然[M].杭州:浙江人民出版社,1988.

[128] 美国药学教育委员会.ACPE认可的药学院校名单[EB/OL].[2008－9－18].http://www·acpe－accredit·org/deans/schools·asp.

[129] 仇伟欣.美国的药学院及药学教育概况[J].中国中医药信息杂志,1995,2(1):38－39.

[130] 胡育筑.对美国大学现代药学教育的考察[J].药学教育,1997,13(4):55－58.

[131] 胡晋红.美国的临床药师及其教育[J].中国药房,1999,10(6):284－286.

[132] 谢晓慧.北京大学长学制临床药学专业课程设置的发展研究[D].北京:北京大学,2006.

[133] 维基媒体基金会.英国药学院校名单[EB/OL].(2009－07－02)[2009－09－14]http://en·wikipedia·org/.wiki/List_of_schools_of_pharmacy_in_the_United_Kingdom.

[134] 梅人朗.中外医学教育比较[M].上海:上海医科大学出版社,1993.

[135] 蒯强.法国高等药学教育概况[J].国外医学,2002,23(4):40.

[136] 廖育群. 中国传统医药[M]. 北京:五洲传播出版社,2010.

[137] 王长宇. 唐太医署医学教育引发的几点思考[J]. 中医教育,1999,18(6):53 - 2.

[138] 苏永华. 回顾与反思——对中医教育的几点思考[J]. 中医药管理杂志,2006,14(5):24.

[139] 梁峻. 中国古代医政史略[M]. 呼和浩特:内蒙古人民出版社,1995.

[140] 廖育群. 繁露下的岐黄春秋[M]. 上海:上海交通大学出版社,2012.

[141] 常存库. 中国医学史[M]. 北京:中国中医药出版社,2007.

[142] 何兆雄. 中国医德史[M]. 上海:上海医科大学出版社,1988.

[143] 廖育群. 重构秦汉医学图像[M]. 上海:上海交通大学出版社,2012.

[144] 陈邦贤. 中国医学史[M]. 北京:团结出版社,2011.

[145] 尚志钧等辑校. 吴普本草[M]. 北京:人民卫生出版社,1987.

[146] 王振国. 中国古代医学教育与考试制度研究[M]. 济南:齐鲁书社出版,2006.

[147] 袁文兴等,唐六典全译[M]. 兰州:甘肃人民出版社,1997.

[148] 新唐书·百官志. 影印本二十五史[M]. 上海:上海古籍出版社,1986.

[149] 梁峻. 中国中医考试史论[M]. 北京:中医古籍出版社,2004.

[150] 徐松. 宋会要辑稿·职官二十二之三十五. 第72 册[M]. 北京:中华书局,1957.

[151] 徐松. 宋会要辑稿·崇儒三. 第72 册[M]. 北京:中华书局,1957.

[152] 朱潮. 中外医学教育史[M]. 上海:上海医科大学出版社,1988.

[153] 梁峻,梁平. 明代中医教育史论[J]. 中医教育,1996,15(3):37 - 44.

[154] 宋史·志一一〇·选举三. 第14 册[M]. 北京:中华书局,1997.

[155] 高保衡. 新校备急千金要方序[M]北京:华夏出版社,2004.

[156] 宋史·志一一〇·选举三. 第11 册[M]. 北京:中华书局,1997.

[157] 何大任. 太医局诸科程文格·原序[M/CD]. 文渊阁四库全书. 武汉:武汉大学出版社,1997.

[158] 徐松. 宋会要辑稿·职官二二[M]. 北京:中华书局,1957.

[159] 徐松. 宋会要辑稿·职官三六[M]. 北京:中华书局. 1957.

[160] 徐松. 宋会要辑稿·职官三六[M]. 北京:中华书局,1957.

[161] 徐松.宋会要辑稿·职官三六[M].北京:中华书局,1957.

[162] 金史·志三十七·百官二.第四册[M].北京:中华书局,1975.

[163] 金史·志三十三·选举二.第四册[M].北京:中华书局,1975.

[164] 金史·志三十三·选举二.第四册[M].北京:中华书局,1975.

[165] 金史·志三十二·选举一.第四册[M].北京:中华书局,1975.

[166] 金史·志二十八·食货二.第四册[M].北京:中华书局,1975.

[167] 金史·志二十九·礼一一.第三册[M].北京:中华书局,1975.

[168] 金史·志三十三·选举二.第四册[M].北京:中华书局,1975.

[169] 刘基.诚意伯文集·诸暨州重修州学记[M/CD].文渊阁四库全书.武汉:武汉大学出版社,1997.

[170] 贡师泰.玩斋集·福州三皇庙学田记[M/CD].文渊阁四库全书.武汉:武汉大学出版社,1997.

[171] 危素.说学斋稿·三皇祭礼序[M/CD].文渊阁四库全书.武汉:武汉大学出版社,1997.

[172] 柳贯.待制集·全宁路新建三皇庙记[M/CD].文渊阁四库全书.武汉:武汉大学出版社,1997.

[173] 蒲道源.闲居丛稿·三皇庙学记[M/CD].文渊阁四库全书.武汉:武汉大学出版社,1997.

[174] 贝琼.清江文集·释奠解[M/CD].文渊阁四库全书.武汉:武汉大学出版社,1997.

[175] 高伟.元朝君主对医家的网络及其影响[J].兰州大学学报(社会科学版),1999(4):111－117.

[176] 柳贯.待制集·龙兴路医学教授厅壁记[M/CD].文渊阁四库全书.武汉:武汉大学出版社,1997.

[177] 陆文圭.墙东类稿·洋州三皇庙记[M/CD].文渊阁四库全书.武汉:武汉大学出版社,1997.

[178] 袁桷.青容居士集·衢州重修三皇庙碑[M/CD].文渊阁四库全书.武汉:武汉大学出版社,1997.

[179] 虞集.道园学古录·吉安路三皇田记[M/CD].文渊阁四库全书.武汉:武汉大学出版社,1997.

［180］张养浩.归田类稿·沂州三皇庙记［M/CD］.文渊阁四库全书.武汉:武汉大学出版社,1997.

［181］元典章·礼部五·医学科目［M］.北京:中国书店,1990.

［182］元史·志三十一·选举一.第七册［M］.北京:中华书局,1976.

［183］元典章·吏部三·选医学教授［M］.北京:中国书店,1990.

［184］元典章·吏部三·选医学教授［M］.北京:中国书店,1990.

［185］元典章·礼部五·保申医义［M］.北京:中国书店,1990.

［186］元典章·吏部三·考试医官教授［M］.北京:中国书店,1990.

［187］元典章·礼部五·讲究医学［M］.北京:中国书店,1990.

［188］元典章·礼部五·设立医学［M］.北京:中国书店,1990.

［189］元典章·礼部五·医学官罚俸例［M］.北京:中国书店,1990.

［190］通制条格·假医［M］.杭州:浙江古籍出版社,1986.

［191］元典章·礼部五·禁治庸医［M］.北京:中国书店,1990.

［192］元史·志三十一·选举一.第7册［M］.北京:中华书局,1976.

［193］元典章·礼部五·医学科目［M］.北京:中国书店,1990.

［194］元典章·礼部五·试验医人［M］.北京:中国书店,1990.

［195］元史·志五十一·刑法二.第9册［M］.北京:中华书局,1976.

［196］元史·本纪二十四·仁宗一.第2册［M］.北京:中华书局,1976.

［197］元史·志三十一·选举一.第7册［M］.北京:中华书局,1976.

［198］元典章·礼部五·试验医人［M］.北京:中国书店,1990.

［199］元典章·户部三·儒医抄数为定［M］.北京:中国书店,1990.

［200］佚名.庙学典礼·辨明儒人难同诸色户计［M］.杭州:浙江古籍出版社,1992.

［201］元史·志三十八·百官四.第7册［M］.北京:中华书局,1976.

［202］元史·志四十一·百官七.第8册［M］.北京:中华书局,1976.

［203］张铉.至大金陵新志·官守志一［M/CD］.文渊阁四库全书,武汉:武汉大学出版社,1997.

［204］脱因修,俞希鲁.至顺镇江志.卷十七［M］.台湾:成文出版社有限公司,1975.

［205］元典章·礼部五·乡贡药物趁时收采［M］.北京:中国书店,1990.

［206］元典章·史部三·医官合设员数［M］.北京:中国书店,1990.

［207］赵立勋等.古今图书集成·医部续录［M］.北京:中国科技出版社,2002.

［208］甄志亚等.中国医学史［M］.上海:上海科技出版社,1984.

［209］慕景强.西医往事——民国西医教育的本土化之路［M］.北京:中国协和
医科大学出版社,2010.

［210］陈执瑾.新中国药学教育的发展［J］.药学通报,1957,5(9):347.

［211］宋梧生.何为药学及中国之药学教育概况［J］.中华药刊,1940,2(2):44.

［212］薛愚等.中国药学史料［M］.北京:人民卫生出版社,1984.

［213］李涛.民国二十一年度医学教育［J］.中华医学杂志,1933,19(5):681.

［214］杨子渊.沈阳药学院简介［J］.药学通报,1980,15(4):162.

［215］上海第一医学院药学系.上海第一医学院药学系简介［J］.药学通报,
1980,15(8):359.

［216］中国高等学校简介［M］.北京:教育科学出版社.1982.

［217］江晦鸣.中国医学教育之前瞻后顾［J］.中国西药,1935,8(1):50.

［218］肖卓殷.四川医学院药学系简介［J］.药学通报,1980,15(6):274.

［219］南京药学院教务处.南京药学院简介［J］.药学通报,1980,15(6):274.

［220］姒元翼.前东北的高等医学教育［J］.中华医史杂志,1981,11(2):71.

［221］於达望.中国之药学事业［J］.医药学,1947,(2):9;(3):9.

［222］药讯周刊［J］.1947 - 10 - 04, - 11, - 18;07 - 12;06 - 20;05 - 18, - 27.

［223］薛愚.我国药学教育史料拾遗［J］.药学通报,1986,21(10):630.

［224］赵文林.光复前东北药史片断［J］.药学通报,1986,21(3):179.

［225］薛愚.再论药学教育［J］.医药学,1947,(6):9.

［226］新药月报［J］.1937,2(2):3.

［227］中华药刊［J］.1939,1(1):34;1(2):77;1(3):109.

［228］袁士城等.热心药学事业的孟目的教授［J］.药学通报,1981,16(3):150.

［229］刘文臣.解放前北京的老药店［J］.药学通报,1987,22(8):501.

［230］唐廷猷.中药教育的历史与现状［J］.药学通报,1988,23(2):103.

［231］北京医学院医史教研组等.北京医药卫生史料［M］.北京:北京出版
社,1964.

［232］赵燏黄等.呈教育部请于北平开设国立药学专科学校或独立药学院［J］.

中华药学杂志,1940,2(2):95.

[233] 王长宇.唐太医署医学教育引发的几点思考[J].中医教育,1999,18
(6):53.

[234] (南宋)吴自牧.梦粱录·卷十九[M].上海:上海古典文学出版
社,1956.

[235] 张燕妮.试谈清代中药业的发展[J].成都教育学院学报,2006,20
(2):119.

[236] (清)许珂.清稗类钞·农商类[M].北京:中华书局,1984.

[237] 陈邦贤.中国医药史[M].上海:上海书店,1984.

[238] 于赓哲.汉宋之间医患关系衍论——兼论罗伊·波特等人的医患关系价
值观[J].清华大学学报(哲学社会科学版),2014,29(1):115.

[239] 冈西为人.宋以前医籍考[M].北京:人民卫生出版社,1958.

[240] 周鸿艳.中国古代医学教育简史[D].哈尔滨:黑龙江中医药大学,2007.

[241] 田丽娟.中国现代药学史研究[D].沈阳.沈阳药科大学,2006.

[242] 周鸿艳,程伟.先秦时期中医学教育与传承方式浅析[J].中医药学报,
2009,37(6):118.

[243] 闫冠韫.天然药物向化学药物转化的历程[D].哈尔滨:黑龙江中医药大
学,2013.

[244] 合成新药研究的现状与发展趋势.生物谷.http://www.bioon.com/dru/.
2005 - 05 - 09.

[245] 孙作乾,刘涛,屈斌,孙巍巍.历代医事制度对中医学发展的影响[J].光
明中医,2008,23(10):1418.

[246] 金阿宁.中医学"卓越医生"培养模式研究[D].长沙:中南大学,2013.

[247] 陈欣.借鉴国外经验发展我国高等药学教育[J].中国药事,2009,23
(11):1141.

[248] 徐晓媛,陈宗珉.从药学教育史看中西医药结合[J].中医教育,2000,19
(4):9.

[249] 田丽娟,黄泰康.中药发展史研究[J].中华中医药学刊,2007,25
(4):753.

[250] 秦汉时期医学(上)(医史研究)[EB/OL].2008.

［251］孙鹏涛.基于建构主义学习理论的中医院校教育改革研究［D］.广州:广州中医药大学,2013.

［252］韩洪洪.从存废之争到走向复兴——新中国成立初期中国共产党发展中医药事业论述［N］.中国中医药报,2012-11-08(01).

［253］谢红莉,瞿佳.近代我国中医学教育发展研究［J］.中国高等医学教育,2007,11:25.

［254］刘伟.中医护理人才培养模式的研究［D］.济南:山东中医药大学,2011.

［255］王能河.唐朝的医学教育［J］.浙江中医药大学学报,2007,31(4):524.

［256］刘光明.唐代学校式医学教育及其对后世的影响［J］.上海中医药大学学报,2002,16(3):35.

［257］王能河.隋朝医学发展与医学教育［J］.辽宁中医药大学学报,2006,8(4):31.

［258］吴庆忠.科举制下唐代士人经济生活负担初探［D］.南昌:江西师范大学,2008.

［259］陆莲舫,高等中医教育的课程设置——高等中医教育四十年回顾之二［J］.中医教育,1997,16(1):6.

［260］朱德明.南宋医药行政管理机构研究［J］.史林,2010,8(3):42.

［261］车离.中国医学分科大发展——中国医学史上第二次发展高潮(主要在唐宋时期)［J］.中医药学报,1977,6:45.

［262］晚清时期我国的中医药教育.齐鲁都市网(http://www.qlcity.co),2011.

［263］岗卫娟,武晓冬,张立剑.古代针灸官方教育发展概况(1840年以前)［J］.中国中医基础医学杂志,2007,13(3):226.

［264］岗卫娟,武晓冬,张立剑.古代针灸官方教育发展概况［C］.中国针灸学会针灸文献专业委员会2006年学术年会论文汇编.2006:171.

［265］明代的医学教育-明代医学-中医中药.网络(http://www.wujue.com),2010.

［266］刘守义.中医针灸文化的解读.网络(http://blog.sina.com),2012.

［267］徐昊.四川药品再注册现状分析及管理规范化对策研究［D］.成都:成都中医药大学,2015.

［268］黄凯文.二十四史针灸史料的研究［D］.广州:广州中医药大学,2008.

［269］徐晓媛,陈宗珉.从药学教育史看中西医药结合［J］.中医教育,2000,19
　　　（4）:9.

［270］刘霁堂.明清(1368—1840)医学道德发展史研究［D］.广州:广州中医药
　　　大学,2005.

［271］田丽娟,黄泰康.我国近现代药事管理体制的演变与发展［J］.中国药业,
　　　2005,14(12):14.

［272］陆莲舫.中医药学科的建设与发展［J］.中医教育,1999,18(3):23.

［273］黄睿彦,我国高等医学教育发展模式变迁与趋势探析［J］.医学与哲学,
　　　2012,33(11A):56.

［274］陈雁.传教士与近代中国的西医教育［J］.重庆教育学院学报,2008,17
　　　（6）:36.

［275］张增国.近代中医学校教育史的研究［D］.济南:山东中医药大学,2011.